W0255597

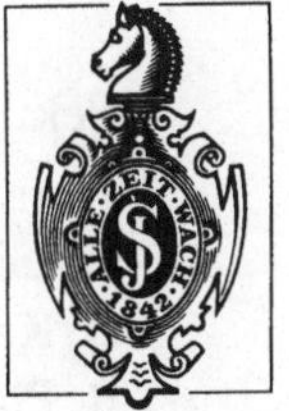
ALLE ZEIT WACH
SJ
1842

Fortbildung

Anaesthesie — Intensivmedizin
Innere Medizin — Intensivmedizin
Operative Medizin

F. Daschner

Hygiene auf Intensivstationen

Unter Mitarbeit von
H. Langmaack E. Scherer-Klein L. Weber

Mit 18 Abbildungen

Springer-Verlag
Berlin Heidelberg New York 1981

Professor Dr. med. Franz Daschner
Leiter der Klinikhygiene
der Albert-Ludwigs-Universität
Hugstetterstraße 55
7800 Freiburg

Mitarbeiter:
Dr. med. Heike Langmaack, Oberärztin
Elisabeth Scherer-Klein, Hygienefachschwester
Ludwig Weber, Hygienefachpfleger

ISBN-13:978-3-540-10602-9 e-ISBN-13:978-3-642-67965-0
DOI: 10.1007/978-3-642-67965-0

CIP-Kurztitelaufnahme der Deutschen Bibliothek
Daschner, Franz:
Hygiene auf Intensivstationen / F. Daschner. – Berlin; Heidelberg; New York: Springer 1981.
(Fortbildung: Anaesthesie, Intensivmedizin; Innere Medizin, Intensivmedizin; Operative Medizin)
ISBN-13:978-3-540-10602-9

NE: Fortbildung/Anaesthesie, Intensivmedizin; Innere Medizin, Intensivmedizin; Operative Medizin

2119/3140-543210

Vorwort

Die Häufigkeit nosokomialer, d. h. krankenhauserworbener Infektionen hat in den letzten Jahren ständig zugenommen. Das bedeutet nicht, daß das Klinikpersonal hygienisch nachlässiger geworden ist, sondern daß unsere Patienten vor allem auf Intensivstationen, immer infektionsanfälliger werden und die Eingriffe, die wir bei ihnen vornehmen müssen, um deren Überleben zu ermöglichen, eine immer größere Infektionsgefährdung mit sich bringen. Gleichzeitig mußten wir in den letzten Jahren akzeptieren, daß verschiedene, z. T. sehr aufwendige und teure Maßnahmen (z. B. Umbauten, Schleusen, Raumdesinfektionen in regelmäßigen Abständen) nicht den Erfolg brachten, den wir gewünscht hätten, nämlich eine Senkung der Infektionsrate. Andere Maßnahmen, wie z. B. Händewaschen und Händedesinfektionen, sorgfältige pflegerische Techniken, Desinfektion von Instrumenten und Beatmungszubehör, Sterilisation, spielen in der Infektionskontrolle eine weit wichtigere Rolle.
Im vorliegenden Buch haben wir neben der zuletztgenannten Methode der Isolierung von infizierten Patienten einen relativ großen Raum zugemessen, da diese Maßnahme die Infektionsgefährdung nachweislich senken kann, auch wenn viele der erwähnten Erkrankungen auf Intensivstationen nur selten vorkommen. Nicht geäußert haben wir uns zu Antibiotika, obwohl ohne Einschränkung des Antibiotikagebrauchs, insbesondere für ungezielte Prophylaxe, Infektionskontrolle lückenhaft ist. Dieses Thema haben wir in einem anderen Buch ausführlich behandelt.
Wir möchten die Leser dieses Buches bitten, uns Hinweise zu geben, an welcher Stelle wir Ergänzungen oder Verbesserungen anbringen könnten, damit wir möglichst praxisnahe bleiben und die Neuauflage entsprechend aktualisieren können.

Freiburg, im Juni 1981 F. Daschner

Inhaltsverzeichnis

1. Entstehung, Verhütung und Bekämpfung von Krankenhausinfektionen auf Intensivstationen

1.1. Definition von krankenhauserworbenen Infektionen

Als nosokomiale Infektionen bezeichnet man Infektionen, die im Krankenhaus entstehen. Sie befinden sich bei Aufnahme der Patienten weder in Inkubation noch können sie bei Aufnahme durch klinische oder andere diagnostische Paremeter erfaßt werden. Bei unbekannter Inkubationszeit einer Erkrankung gilt jede Infektion als krankenhauserworben, die nach der Aufnahme auftritt. Andererseits kann eine bei Krankenhausaufnahme des Patienten schon vorhandene Infektion ebenfalls nosokomial sein, wenn sie während eines früheren Aufenthaltes erworben wurde, z. B. postoperative Spätosteomyelitis, Posttransfusions-Hepatitis.

1.2. Hauptursachen und Entstehung von Krankenhausinfektionen

Die Hauptursachen von Krankenhausinfektionen sind erhöhte Disposition (d. h. Empfänglichkeit) von Intensivpflegepatienten sowie erhöhte Keimexposition durch medikotechnische Maßnahmen. Der Intensivpflegepatient braucht zur Therapie einer Grundkrankheit häufig mehrere Venenkatheter, einen Blasenkatheter und einen Trachealtubus. Durch alle diese Maßnahmen wird die körpereigene Abwehr (z. B. die Haut mit ihren entsprechenden Schutzmechanismen) durchbrochen und den Bakterien der Zutritt zum Körper ermöglicht. Die Erreger treffen dann auf einen Patienten, der durch seine Grundkrankheit (z. B. Diabetes, Polytrauma, Tumor usw.) abwehrgeschwächt ist. Das Zusammenwirken dieser Faktoren bedingt die im Vergleich zu anderen Stationen größere Häufigkeit von Krankenhausinfektionen gerade auf Intensivpflegestationen. Durch den breiten, z. T. nicht-indizierten Einsatz verschiedener Antibiotika wird die Vermehrung und Ausbreitung resistenter Keime begünstigt. Auch auf Intensivpflegestationen ist manchmal eine Vernachlässigung bestimmter hygienischer Maßnahmen zu beobachten (Tabelle 1.1).

Tabelle 1.1

Ursachen von Hospitalinfektionen	Prioritäten von Bekämpfungsmaßnahmen
1. Ausbreitung resistenter Erreger	Strengste Indikation für Antibiotikatherapie, besonders -Prophylaxe, Isolierung kolonisierter und infizierter Patienten
2. Zunehmende Disposition der Patienten	Protektive Isolierung, Isolierung infizierter/kolonisierter Patienten, aktive, passive Immunisierung
3. Zunehmende Keimexposition mit Durchbrechung der körpereigenen Abwehr	Verbesserung pflegerischer Techniken, patientenorientierte Desinfektion und Sterilisation
4. Vernachlässigung hygienischer Maßnahmen	Motivation, Schulung

Tabelle 1.2. Entstehung krankenhauserworbener Infektionen

1. Endogen:	Durch Keime der patienteneigenen Flora (z. B. die meisten Harnweginfektionen, Wundinfektionen nach Darmeingriffen, Candidasepsis)
2. Exogen:	Durch Keime aus der Umwelt des Patienten a) Direkter Kontakt (z. B. Hände) b) Indirekter Kontakt (z. B. Geräte, Instrumente, Luft)

Tabelle 1.3. Nosokomiale Infektionen auf IPS. (Juli 76–September 79)

	Herzchir.	Chir.	Neurochir.	Kinderkl.	Medizin	Total
Entl. Pat.	620	1120	924	617	2093	5374
Nos. Inf. (%)	4	27	14	23	3	12,5 (n = 670)
HWI	17	35	46	10	10	26,7 (in % von 670)
Sepsis	30	20	27	14	45	21,8
Inf. d. Haut	17	10	16	43	5	17,6
Untere Atemwegsinf.	29	23	5	4	19	15,5
Obere Atemwegsinf.	–	4	–	21	3	6,9
Wundinfektionen	8	9	4	7	12	7,3
Sonstige (Meningitis, Peritonitis, usw.)	–	1	5	10	6	4,2

Tabelle 1.4. Erregerspektrum krankenhauserworbener Infektionen in Intensivpflegestationen (N = 784 Keime; prospektive Untersuchung von 1975–1. 1. 80)

Erreger	Anzahl	%
Staph. aureus	225	28,7
Pseudomonas aerug.	120	15,4
E. coli	114	14,5
Enterokokken	73	9,3
Klebsiella pneum.	70	9,0
Staph. epidermidis	47	5,9
Candida albicans	35	4,5
Proteus mirabilis	26	3,3
Enterobacter Sp.	22	2,9
Streptokokken B	10	1,3
Streptokokken A	8	1,0
Pneumokokken	8	1,0
Serratia marcescens	7	0,9
Proteus vulg.	3	0,4
Proteus morg.	2	0,2
Bacteroides Sp.	1	0,1
andere	13	1,6

Klinikhygiene Freiburg, Febr. 1980 (Tabellen 1.4.–1.9.)

Krankenhausinfektionen entstehen vor allem auf zwei Wegen: endogen durch Keime der patienteneigenen Flora sowie exogen durch Keime aus der Umwelt des Patienten (Tabelle 1.2). Endogene Krankenhausinfektionen sind schwieriger als exogene zu verhüten. Man nimmt heute an, daß auch mit den besten Mitteln der Krankenhaushygiene nur etwa 30–50% der Hospitalinfektionen zu verhüten sind.

1.3. Die häufigsten Krankenhausinfektionen auf Intensivstationen

Die häufigsten Krankenhausinfektionen auf Intensivstationen sind in Tabelle 1.3 zusammengestellt. Es handelt sich vorwiegend um

- Harnweginfektionen
- Sepsis
- Wundinfektionen
- Pneumonie
- Infektionen der Haut und der Subcutis

Jedes Infektionskontrollprogramm einer Intensivstation muß zumindest die fünf wichtigsten Krankenhausinfektionen einschließen. Dies geschieht nicht durch ungezielte Abklatschuntersuchungen, die im wesentlichen zur Überwachung von Desinfektion und Reinigung sowie zur Motivation des Personals dienen, sondern durch Analyse des Erregerspektrums, der Übertragungswege und der häufigsten prädisponierenden Faktoren zu Krankenhausinfektionen.

1.4. Welches sind die häufigsten Erreger von Krankenhausinfektionen auf Intensivstationen?

Das Erregerspektrum der wichtigsten Krankenhausinfektionen der Intensivpflegestationen und anderen Stationen des Universitäts-

Tabelle 1.5. Erregerspektrum krankenhauserworbener Harnweginfektionen (N = 578)

Erreger		%
E. coli	194	33,6
Enterokokken	140	24,2
Pseudomonas aerug.	55	9,5
Proteus mirabilis	41	7,1
Klebsiella pneum.	34	5,9
Staph. aureus	31	5,4
Staph. epid.	24	4,1
Enterobacter Sp.	19	3,3
Candida alb.	17	2,9
Serratia marcescens	7	1,2
Proteus vulg.	3	0,5
Proteus morg.	3	0,5
Proteus rettg.	1	0,2
Pneumokokken	1	0,2
Streptokokken B	1	0,2
andere	7	1,2

Tabelle 1.6. Erregerspektrum krankenhauserworbener Sepsis (N = 249)

Erreger	%
Staph. aureus	44,2
Staph. epidermidis	13,3
E. coli	8,8
Pseudomonas aeruginosa	5,6
Klebsiella pneum.	4,8
Proteus mirabilis	4,4
Enterokokken	4,4
Enterobacter Sp.	2,8
Streptokokken A	2,0
Streptokokken B	2,0
Serratia marcescens	2,0
Candida alb.	1,2
Pneumokokken	1,2
Proteus morg.	0,5

Tabelle 1.7. Erreger krankenhauserworbener Infektionen der Haut und Subcutis (N = 235)

Erreger		%
Staph. aureus	126	53,6
Candida alb.	39	16,5
Staph. epiderm.	24	10,2
Pseudomonas aerug.	17	7,2
Enterokokken	6	2,6
E. coli	5	2,1
Klebsiella pneum.	5	2,1
Pneumokokken	2	0,9
Enterobacter Sp.	2	0,9
Bacteroides Sp.	2	0,9
Serratia marcescens	2	0,9
Proteus mir.	1	0,4
Streptokokken A	1	0,4
Streptokokken B	1	0,4
andere	2	0,9

Tabelle 1.8. Erregerspektrum krankenhauserworbener Pneumonie (N = 215)

Erreger		%
Pseudomonas aerug.	47	21,9
Staph. aureus	42	19,5
Klebsiella pneum.	31	14,4
Candida alb.	14	6,5
Proteus mirab.	11	5,1
Enterokokken	10	4,7
Enterobacter Sp.	8	3,7
Pneumokokken	6	2,8
Staph. epiderm.	3	1,4
Streptokokken A	3	1,4
Streptokokken B	3	1,4
Serratia marcescens	3	1,4
Proteus vulgaris	2	0,9
andere	4	1,9

klinikums Freiburg sind in den Tabellen 1.4–1.9 aufgeführt. Das Erregerspektrum kann von Station zu Station verschieden sein. Jede Intensivstation sollte in etwa halbjährigem Abstand ihr Erregerspektrum analysieren, da die primäre Antibiotikatherapie (insbesondere bei unbekannten Erregern) die häufigsten Erreger der jeweiligen Stationen einschließen und bei entsprechenden Befunden (multiresistente Keime, seltene, ungewöhnliche Erreger usw.) möglichst frühzeitig eingegriffen werden muß, um eine Ausweitung dieser Keime zu verhüten. Eine Analyse des Erregerspektrums ist u. a. auch deswegen wichtig, weil vom Erregerspektrum auch die Art der Bekämpfungsmaßnahmen abhängt. Wundinfektionen, die zu 60–70% von Staphylococcus aureus verursacht werden, sind kein Grund für ausgedehnte epidemiologische Untersuchungen, da Staphylococcus aureus der häufigste Erreger von Wundinfektionen ist. Wundinfektionen dagegen, die vorwiegend von z. B. Pseudomonas aeruginosa oder Serratia marcescens hervorgerufen werden,

Tabelle 1.9. Erregerspektrum krankenhauserworbener Wundinfektionen (N = 406)

Erreger		%
Staph. aureus	150	36,9
E. coli	54	13,3
Enterokokken	41	10,1
Pseudomonas aerug.	35	8,7
Staph. epiderm.	26	6,4
Proteus mirabilis	19	4,7
Klebsiella pneum.	17	4,2
Enterobacter Sp.	11	2,7
Streptokokken A	8	2,0
Serratia marcescens	6	1,5
Bacteroides Sp.	5	1,2
Streptokokken B	4	1,0
Candida alb.	4	1,0
Proteus vulg.	2	0,5
Proteus morg.	1	0,2
Pneumokokken	1	0,2
andere	22	5,4

Tabelle 1.10. Infektionsquellen postoperativer Staphylococcus aureus Wundinfektionen

76 postoperative Staph. aureus Wundinfektionen
- 42% endogen (körpereigene Flora des Patienten)
- 58% exogen (Übertragung aus der Umgebung des Patienten)
  - davon:
    - 40% aus dem Nasen-Rachen-Raum vom Operationspersonal
    - 11% Nasen-Rachen-Raum + Luft
    - 11% nur Luft

Insgesamt nur 13% aller Staphylokokken-Wundinfektionen aus der Luft des Operationssaales (St. Bengtsson et al., 1979, J Hyg 83: 41)

Tabelle 1.11. Infektionsübertragung durch Gegenstände im Krankenhaus

Wichtig:	Unsterile Objekte (z. B. Instrumente) oder Flüssigkeiten, welche in Kontakt mit Wunden, Harnwegen, Atemwegen, Körperhöhlen usw. kommen.
Weniger wichtig:	Kontaminierte Gegenstände, die in Berührung mit dem Patienten an weniger infektionsgefährdeten Körperstellen (z. B. Bettschüsseln, Spielzeug usw.) kommen.
Unwichtig:	Gegenstände, welche entfernt vom Patienten sind (z. B. Fußböden, Möbel, Gullys, elektrische Überwachungsgeräte usw.)

müssen in jedem Fall Anlaß für eine gezielte epidemiologische Untersuchung sein. Beide Erreger wurden wiederholt in Spülflüssigkeiten von Wunden gefunden.

1.5. Übertragungswege und häufigste Erregerreservoire von Krankenhausinfektionen

Das wichtigste Erregerreservoir von Staphylococcus aureus ist die Hautflora von Patienten und Personal, seltener die Luft; das wichtigste Erregerreservoir von gramnegativen Keimen ist die Stuhlflora von Patienten und Personal. Am häufigsten werden Keime auf Intensivstationen und auch auf anderen Stationen durch die Hände des Personals übertragen. Die Luft als Überträger von Krankenhausinfektionen spielt eine untergeordnete Rolle (Tabelle 1.10). Die wichtigsten Erreger, die durch die Luft (Staub, Tröpfcheninfektion) übertragen werden, sind Staphylococcus aureus, Viren als Erreger von Atemweginfektionen und Tuberkelbakterien. Relativ häufig werden gramnegative Keime in Wassertröpfchen auf Intensivstationen mit kontaminierten Ultraschallverneblern, Sauerstoffanfeuchtgeräten und Beatmungsgeräten auf die Patienten übertragen. Trotzdem aber stammt der überwiegende Teil der gramnegativen Keime im Trachealsekret eines intubierten Patienten aus der Stuhlflora des jeweiligen Patienten. Beispiele, wie Keime auf Intensivstationen übertragen werden, finden sich auch in Tabelle 6.1.

Erregerreservoire, die für die Übertragung von Krankenhausinfektionen eine außerordentlich geringe Rolle spielen, sind (Tabelle 1.11):

- Schuhsohlen
- Fußböden
- Waschbecken
- Gullys
- Wände
- Decken von Zimmern
- Möbel.

Dagegen sollten Teile von Einrichtungsgegenständen, Apparaten usw., die immer wieder mit möglicherweise kontaminierten Händen berührt werden müssen (z. B. Knöpfe zum Einstellen von Beatmungsgeräten, Armaturen zur Bedienung von Absauggeräten usw.) als potentielle Erregerreservoire betrachtet und mindestens 3 × täglich desinfiziert werden.

1.6. Häufigste prädisponierende Faktoren zu Krankenhausinfektionen

Durch Ausschaltung bestimmter prädisponierender Faktoren können insbesondere die vier wichtigsten Krankenhausinfektionen bekämpft werden. Venenkatheter, Blasenkatheter und Trachealtuben gehören zu den häufigsten Sepsisursachen in der Klinik. Daher sollte man sich immer fragen: Braucht der Patient wirklich noch einen Blasen- oder Venenkatheter, wie lange liegen die Katheter bereits, braucht der Patient überhaupt einen Katheter? 70% aller krankenhauserworbenen Harnwegsinfektionen entstehen durch Blasenkatheter bzw. Instrumentation, bei 27–30% aller Patienten mit Atemwegsinfektionen wurde eine Inhalations- oder Beatmungstherapie durchgeführt, etwa 40% aller Patienten mit krankenhauserworbener Sepsis wurden über Plastikvenenkatheter infundiert.

Beachte:
Das tägliche Risiko einer Venenkathetersepsis bei peripheren und zentralen Venenkathetern beträgt ca. 0,5–1%, d. h. nach 5–7 Tagen Verweildauer eines zentralen oder peripheren Venenkatheters liegt die Sepsisrate bei ca. 2,5–7%. Das Risiko einer Harnwegsinfektion bei Blasenkatheter steigt täglich um etwa 3–5%, d. h. nach etwa 10 Tagen sind bis zu 50% aller Patienten mit Blasenverweilkatheter infiziert.

1.7. Wichtigste Maßnahmen zur Verhütung von Krankenhausinfektionen auf Intensivstationen

1.7.1. Maßnahmen zur Verhütung und Bekämpfung von krankenhauserworbenen Infektionen – „Prioritätenliste"

- Händewaschen
- Motivation und Disziplin *aller* Personen im Krankenhaus (der Chef geht mit dem besten Beispiel voran)
- Verbesserung pflegerischer Techniken (Infusionstherapie, Beatmungstherapie, Blasenkatheterpflege, Verbandswechsel usw.)
- Einsatz von speziell geschultem Personal (z. B. Hygiene-Fachschwester/Pfleger) zur gezielten Infektionsprophylaxe
- Sichere und sinnvolle Desinfektions- bzw. Sterilisationsverfahren
- Sichere Isolierungstechniken (z. B. Kohortisolierung, Kittelwechsel usw.)
- Ausgewogene Patienten-Schwestern-Relation
- Sorgfältige Indikation für Antibiotikatherapie und vor allem -prophylaxe

1.7.2. Leitsätze einer gezielten Infektionskontrolle im Krankenhaus

1. Händewaschen ist die wichtigste, einfachste, billigste und wirkungsvollste Maßnahme zur Verhütung von Kreuzinfektionen.
2. Die meisten Erreger krankenhauserworbener Infektionen werden durch direkten Kontakt übertragen.
3. Die Luft als Überträger von Erregern krankenhauserworbener Infektionen spielt eine untergeordnete Rolle.
4. Alle Maßnahmen, die angeordnet oder empfohlen werden, müssen dahingehend überprüft werden, ob sie in der Lage sind, spezielle krankenhauserworbene Infektionen, insbesondere Harnwegsinfektionen, Atemwegsinfektionen, Wundinfektionen und Sepsis, zu verhüten bzw. deren Rate zu senken.
5. Man soll nicht nur Bakterien bekämpfen, sondern epidemiologisch nachgewiesene bzw. nachweisbare Infektionsketten unter-

brechen, vor allem aber bestimmte Krankenhausinfektionen (keine ungezielten Abklatschuntersuchungen)!

6. Ohne Aufgabe bestimmter Antibiotikaanwendungen, z. B. ungezielter, nicht-indizierter Antibiotikaprophylaxe, ist eine wirkungsvolle Infektionskontrolle im Krankenhaus nicht möglich.

Desinfektion von Waschbeckensiphons ist unnötig. Durch Klebematten/Desinfektionsmatten wird höchstens Schmutz gebunden, nicht aber die Bakterienausbreitung vom Fußboden auf den Patienten, bei dem sie zu Harnwegsinfektionen, Wundinfektionen, Atemwegsinfektionen und Sepsis führen könnten, verhindert. In den USA, Kanada, England usw. wird daher kaum noch routinemäßig, das heißt ungezielte Fußbodendesinfektion durchgeführt. Harnwegsinfektionen, Wundinfektionen, Atemwegsinfektionen und Sepsis entstehen praktisch nie von Bakterien auf dem Fußboden, sondern von den Händen des Personals, durch Katheter, Absaugen, unsterile Instrumente, Beatmungsgeräte usw.

Schuhsohlendesinfektion durch bloßes Besprühen mit Desinfektionsmittel ist unwirksam.

Plastiküberschuhe müssen nur dort angelegt werden, wo das Personal selbst spezielles Schuhwerk trägt, welches niemals außerhalb die betreffenden Räumlichkeiten gelangt und mindestens einmal täglich gereinigt wird. Plastikschuhe verhindern bis zu einem gewissen Grad Schmutzübertragung, aber keine Kreuzinfektionen.

UV-Lampen und andere Einrichtungen zur Luftdesinfektion (Versprühen von Triäthylenglykol) sind unnötig in Operationssälen mit ausreichender Be- und Entlüftung, in Säuglings-, Entbindungs-, Wöchnerinnenzimmern, in Intensivstationen, Frühgeborenenstationen.

1.8. Literatur

1. Bennet JV (1979) Hospital infections. Little Brown & Company Boston
2. Daschner F (1980) Infektionskontrolle in Klinik und Praxis. Antibiotika-Krankenhaushygiene 2. Auflage. Witzstrock Baden-Baden, Köln, New York
3. Lowburry EJL, Ayliffe GAJ, Geddes AM, Williams JD (Hrsg) (1975) Control of Hospital Infection. A Practical Handbook. Chapman and Hall London
4. Parker MT (Hrsg) (1979) Hospital Acquired Infections: Guidelines to Laboratory Methods. WHO Regional Publications, European Series No. 4, Copenhagen
5. Hiram C, Polk H Jr (Hrsg) (1977) Hospital Acquired Infections in Surgery. University Park Press Baltimore, London, Tokyo
6. Steuer W (Hrsg) (1979) Krankenhaushygiene. Erkennung, Verhütung, Bekämpfung von Krankenhausinfektionen. Fischer Stuttgart, New York

2. Klinische Mikrobiologie

2.1. Allgemeines

2.1.1. Biologie, Morphologie und Systematik der Mikroorganismen

2.1.1.1. Definition. Mikroorganismen sind ein- oder mehrzellige Kleinstlebewesen (sog. „Protisten"), die weder zum Tier- noch Pflanzenreich gehören. Zu ihnen gehören z. B. Pilze, Protozoen, Blaualgen, Bakterien, Mykoplasmen, Rickettsien, Chlamydien. In der Infektiologie des Menschen spielen die Algen keine Rolle, aber alle anderen genannten Gruppen.
Mikroorganismen können sich identisch reproduzieren, haben einen eigenen Stoffwechsel, wachsen durch Zellmassenvermehrung und vermehren sich durch Zellteilung. Viren sind keine eigentlichen Mikroorganismen, weil ihnen der zelluläre Aufbau sowie der eigene Stoffwechsel fehlen; sie können sich weder teilen noch durch Zellmassenvermehrung wachsen; sie sind kleine infektiöse Einheiten aus Nukleinsäuren und Protein, die zur Reproduktion den Stoffwechselapparat einer Wirtszelle benötigen. Die genetische Information ist gespeichert in der Ribonukleinsäure (RNA) oder in der Desoxyribonukleinsäure (DNA), während Protozoen, Pilze, Bakterien, Mykoplasmen, Rickettsien und Chlamydien ihre Erbinformation in der DNA fixiert haben und sie zusätzlich RNS im Zytoplasma besitzen.

2.1.1.2. Aufbau und Größe. Aufgebaut sind Mikroorganismen vorwiegend aus Eiweiß und Wasser. Die Zelle besteht bei den Protozoen und Pilzen aus Zelleib (Zytoplasma) und Zellkern, der bei Bakterien, Mykoplasmen, Rickettsien und Chlamydien nur als Kernäquivalent vorhanden ist. Zellkern und Zelläquivalent sind Träger der Gene (Erbinfor-

Tabelle 2.1. Systematik der Bakterien (nach Bergey's Manual, 8. Auflage 1974)

Familie	Gattung	Artvertreter
Spirochäten		
Spirochaetaceae	Treponema	Tr. pallidum
	Borrelia	B. recurrentis
		B. duttonii
	Leptospira	L. interrogans
Gramnegative aerobe Stäbchen		
Pseudomonadaceae	Pseudomonas	Ps. aeruginosa
		Ps. fluorescens
	Brucella	B. melitensis
		B. abortus
	Bordetella	B. pertussis
		B. parapertuss
	Francisella	F. tularensis
Gramnegative fakultativ anaerobe Stäbchen		
Enterobacteriaceae	Escherichia	E. coli
	Citrobacter	C. freundii
	Salmonella	S. typhi
		S. paratyphi-A
		S. schottmueller
		S. typhimurium
		S. enteritidis
	Shigella	Sh. dysenteriae
		Sh. flexneri
		Sh. sonnei
	Klebsiella	K. pneumoniae
	Enterobacter	E. cloacae
		E. aerogenes
	Serratia	S. marcescens
	Proteus	P. vulgaris
		P. mirabilis
		P. morganii
		P. rettgeri
	Yersinia	Y. enterocolitica
		Y. pestis
		Y. pseudotuberculosis
Vibrionaceae	Vibrio	V. cholerae
	Aeromonas	A. hydrophila
	Haemophilus	H. influenzae
		H. parainfluenzae
		H. vaginalis
	Streptobacillus	S. moniliformis
	Campylobacter	C. fetus

Tabelle 2.1. (Fortsetzung)

Familie	Gattung	Artvertreter
Gramnegative anaerobe Bakterien		
Bacteroidaceae	Bacteroides	B. fragilis
		B. thetaiotaomicron
		B. vulgatus
		B. distasonis
		B. splanchnicus
		B. melaninogenicus
		B. asaccharolyticus
		B. oralis
	Fusobacterium	F. fusiforme
	Sphaerophorus	Sph. necrophorus
Gramnegative Kokken und kokkoide Stäbchen		
Neisseriaceae	Neisseria	N. gonorrhoeae
		N. meningitidis
	Moraxella	M. lacunata
Grampositive Kokken		
Micrococcaceae	Staphylococcus	S. aureus
		S. epidermidis
Streptococcaceae	Streptococcus	S. pyogenes
		S. pneumoniae
		S. agalactiae
		S. salivarius
		S. faecalis
Peptococcaceae	Peptococcus	P. variabilis
		P. asaccharolyticus
		P. prevotii
	Peptostreptococcus	P. anaerobius
Sporenbildende Stäbchen und Kokken		
Bacillaceae	Bacillus	B. anthracis
	Clostridium	Cl. botulinum
		Cl. histolyticum
		Cl. novyi
		Cl. perfringens
		Cl. tetani

Tabelle 2.1. (Fortsetzung)

Familie	Gattung	Artvertreter
Grampositive nichtsporenbildende stäbchenähnliche Bakterien		
Lactobacillaceae	Lactobacillus	L. acidophilus
		L. salivarius
	Listeria	L. monocytogenes
	Erysipelothrix	E. rhusiopathiae
Aktinomyzeten und verwandte Organismen		
Corynebacteriaceae	Corynebacterium	C. diphtheriae
		C. pseudotuberculosis
		C. xerosis
Actinomycentaceae	Bifidobacterium	B. bifidum
Mycobacteriaceae	Mycobacterium	M. tuberculosis
		M. bovis
		M. leprae
Nocardiaceae	Nocardia	N. asteroides
Streptomycetaceae	Streptomyces	S. species
Rickettsien		
Rickettsiaceae	Rickettsia	R. prowazekii
	Coxiella	C. burnetii
Chlamydiaceae	Chlamydia	C. psittaci
Mykoplasmen		
Mycoplasmataceae	Mycoplasma	M. pneumoniae
		M. hominis
		M. fermentans
	Ureaplasma	U. urealyticum
Gramnegatives aerobes Stäbchen (noch nicht eingeordnet)		
Legionella pneumophila		

mation). Das Zytoplasma dient dem Stoffwechsel, die Zytoplasmamembran dient der Atmung und ist selektiv permeabel (Regelung der Osmose), die Zellwand enthält z. B. Endotoxine und ist je nach ihrem chemischen Aufbau für die Anfärbkeit nach Gram (grampositiv oder gramnegativ) verantwortlich (Abb. 2.1 u. 2.2).

Die Größe der Mikroorganismen und Viren bewegt sich von 0,012 μm (Poliomyelitisvirus) bis zu 8μ (z. B. Toxoplasmen). Eine Vorstellung von den Größenverhältnissen bekommt man am besten, wenn man einen menschlichen Erythrozyten bzw. eine Bakterienzelle in Relation zur Größe von Mikroorganismen bzw. Viren setzt (Abb. 2.3).

2.1.1.3. Wachstum und Vermehrung. Wachstum und Vermehrung von Mikroorganismen werden durch verschiedene Faktoren, z. B. durch Temperatur, Nährstoffangebot beeinflußt; dabei zeigen die Mikroorganismen sehr unterschiedliches Verhalten, z. B. können Hefezellen und Schimmelpilze Temperaturen von −3°C bis −12°C überleben. Pseudomo-

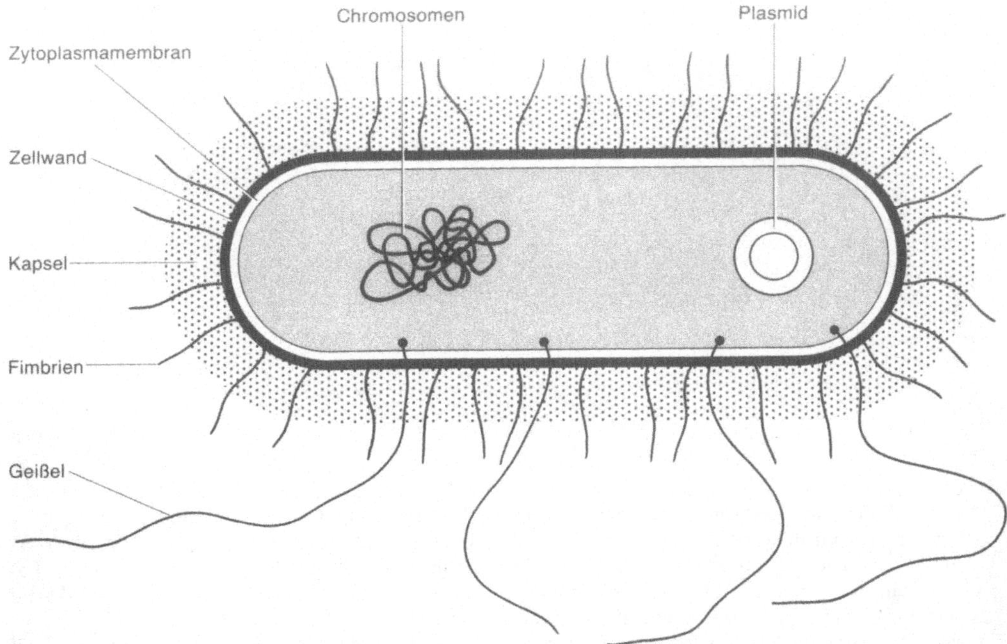

Abb. 2.1. Aufbau einer Bakterienzelle: Im Zytoplasma befinden sich die Träger der genetischen Information. Das Kernäquivalent ist ein langer Faden aus zusammengeknäuelten Chromosomen. Daneben kann noch das sog. Plasmid vorhanden sein. Es kann bestimmte Funktionen steuern, wie z. B. die Toxinbildung und die Resistenz gegen Chemotherapeutika. Bewegliche Bakterienarten, z. B. Proteus und Salmonellen haben Geißeln. Manche Bakterien besitzen die Fähigkeit, eine Makrokapsel zu bilden. Sie erhält gewöhnlich die Virulenz der Erreger, z. B. bei Pneumokokken. Aus: Klinische Visiten/Bildtafeln Thomae, 105, 1978: Bakterielle Infektionen. – (Text und Grafik: Prof. Dr. I. Braveny, Institut für Med. Mikrobiologie und Hygiene der Technischen Universität, München)

nas aeruginosa vermehrt sich bei 5°C, Bacillus stearothermophilus, der Keim, mit dem die Prüfung der Sterilisation durchgeführt wird, toleriert +70°C. Kochsalzkonzentration von 4–5% überleben: Staphylococcus aureus, Serratia und Clostridium botulinum; in trockenem Milieu, wie z. B. Trockenmilch (8% Feuchtigkeit), oder Trockengemüse (14–20% Feuchtigkeit) sterben Staphylokokken, Enterobacteriaceaen und Pseudomonaden ab.

2.1.1.4. Einteilung der Mikroorganismen und Viren. Die Einteilung der Bakterien erfolgt am einfachsten nach der Morphologie und dem Verhalten bei der Färbung nach Gram, die der Viren nach der Partikelstruktur und der Art der Nukleinsäure (RNA oder DNA) (Abb. 2.4) bzw. bei den Pilzen nach deren Myzelbildung.

Bei Bakterien können nach der Morphologie Kokken, Stäbchen, keulenförmige, sowie schraubenförmige Strukturen unterschieden werden. (Abb. 2.4) Mit Hilfe der Gram-Färbung lassen sich sowohl bei den Kokken als auch bei den Stäbchen zwei Gruppen bilden: grampositive (im mikroskopischen Präparat dunkelblau erscheinende) und gramnegative (im mikroskopischen Präparat rot erscheinende) Bakterien. Einige Bakterien, z. B. Tuberkelbakterien, lassen sich dagegen nach Gram nur sehr schwer färben.

1. Hitzefixieren (2–3 × durch Flamme ziehen)
2. 2 min Gentianaviolett-Farblösung
3. Abspülen mit H_2O
4. 1 min Lugolsche Lösung
5. Abspülen mit H_2O
6. Entfärben mit Aceton-Alkohol
7. Kräftig abspülen mit H_2O
8. 30 s Safranin-Farblösung

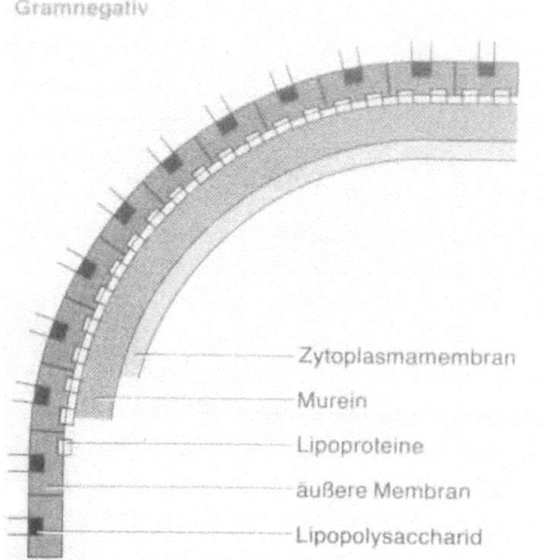

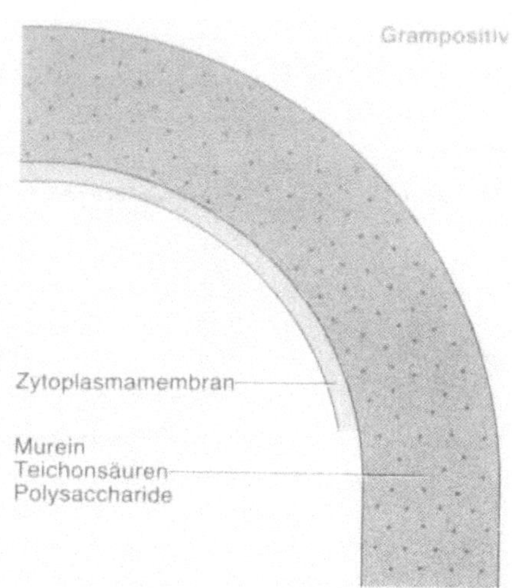

Abb. 2.2. Aufbau der Zellwand von grampositiven und gramnegativen Bakterien:
Die Druckresistenz der Zellwand beruht auf der Murein-Schicht (Synonyme: Mucopeptid, Peptidoglycan). Bei grampositiven Bakterien ist sie dreidimensional, bei gramnegativen wird eine zweidimensionale Schicht gebildet. Grampositive Zellwände enthalten außerdem Teichonsäure (Oberflächenantigene!) und Polysaccharide. Zellwände gramnegativer Bakterien besitzen neben Murein noch weitere Polymere: Lipoprotein, äußere Membran und Lipopolysaccharid. Die nach außen herausragende Schicht besteht aus Lipoid A (toxisch!) und Polysaccharid – dem Oberflächenantigen der Bakterienzelle.
Aus: Klinische Visiten/Bildtafeln Thomae, 105, 1978: Bakterielle Infektionen. – (Text und Grafik: Prof. Dr. I. Braveny, Institut für Med. Mikrobiologie und Hygiene der Technischen Universität München)

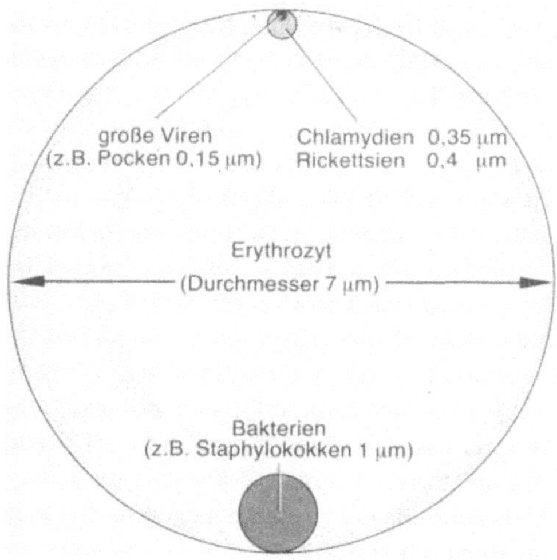

Abb. 2.3. Größenverhältnisse zwischen menschlichen Erythrozyten, Bakterienzelle bzw. Bakterienzelle und Viren

2.1.2. Infektionslehre

2.1.2.1. Entstehung einer infektiösen Erkrankung. Voraussetzung für eine solche Entstehung ist der direkte Kontakt zwischen Erreger (Viren, Mikroorganismen, Protozoen, Würmer) und einem Wirtsorganismus (Tier, Mensch). Führt dieser Kontakt dazu, daß das infektiöse Agens (Erreger) in den Wirt eindringt und sich dort vermehrt, hat eine Infektion stattgefunden. Für die Entstehung einer Erkrankung ist entscheidend, daß der Erreger für den Wirt pathogen ist. Das wird durch die Virulenz des Erregers bestimmt, die sich zusammensetzt aus seiner Infektiosität, seiner Invasionsfähigkeit und seiner Toxizität. Die wichtigsten Virulenzfaktoren sind also Bestandteile des Erregers wie Zellwandstrukturen, Hüllenantigene, Endotoxine (die bei Zerfall freigesetzt werden) und Exotoxine.
Der Wirtsorganismus zeigt auf diese Infektion entweder

- keine Reaktionen = latenter Verlauf
- leichte Reaktionen = subklinischer Verlauf
- starke Reaktionen = manifeste Erkrankung mit mehr oder weniger „typischem" Bild.

2.1.2.2. Abwehrmechanismen. Der menschliche Körper verfügt normalerweise über ein

Familie	Viren	Nucleinsäure	Capsidsymmetrie	Außenhülle	Modell
Parvoviridae	Gastroenteritis Adenosatelliten	DNA	kubisch	–	
Papovaviridae	Papilloma Polyoma SV 40 BK, JC	DNA	kubisch	–	
Adenoviridae	Adeno	DNA	kubisch	–	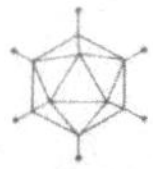
Herpetoviridae	Herpes simplex Varicella-Zoster Zytomegalie EB	DNA	kubisch	+	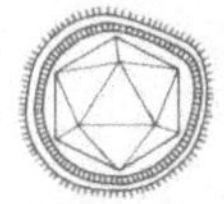
Poxviridae	Variola Vaccinia, Alastrim Molluscum contagiosum Orf	DNA	komplex	+	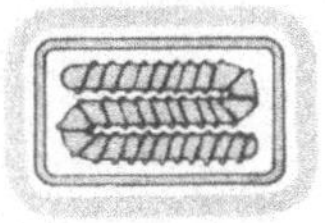
Picornaviridae	Entero – Polio, Coxsackie, Echo Rhino	RNA	kubisch	–	
Reoviridae	Reo Rota	RNA	kubisch	–	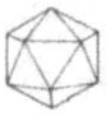
Togaviridae	verschiedene Arbo Röteln	RNA	kubisch	+	
Orthomyxoviridae	Influenza A B C	RNA	helikal	+	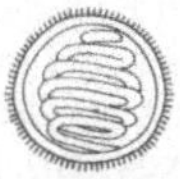
Paramyxoviridae	Parainfluenza Mumps Masern RS	RNA	helikal	+	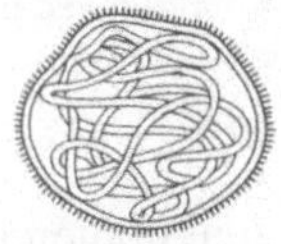
Rhabdoviridae	Rabies Marburg	RNA	helikal	+	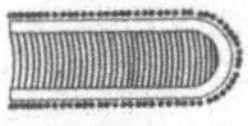
Retroviridae	Oncorna Typ B und C	RNA	helikal	+	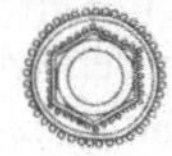
Arenaviridae	LCM Lassa	RNA	unbekannt	+	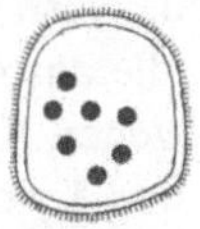
Coronaviridae	Corona	RNA	helikal	+	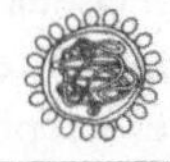

100 nm

Abb. 2.4. Systematik der Viren. Aus: Pädiatrie in Praxis und Klinik, Lennartz, H.: Erkrankungen durch Viren, Thieme-Verlag 1980

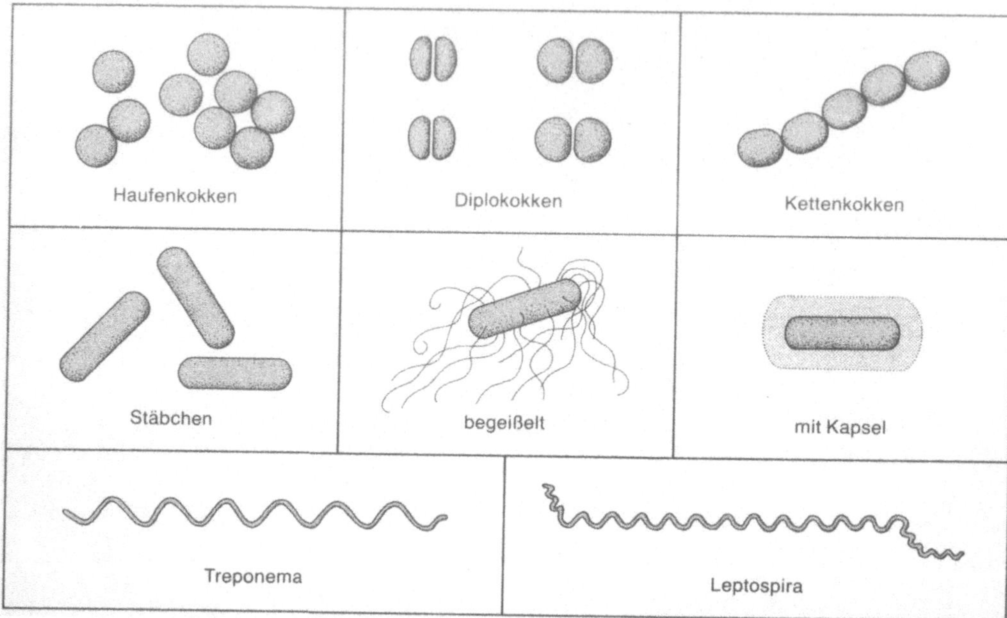

Abb. 2.5. Morphologie einiger Bakterienarten. Staphylokokken sind grampositive in Haufen gelagerte Kugeln (Kokken). Ebenfalls grampositiv, aber in Ketten gelagert und mehr oval sind Streptokokken. Zu den Streptokokken werden auch die lanzettförmigen, immer in Paaren (Diplokokken) gelagerten Pneumokokken gerechnet. Gramnegative Kokken sind immer in Diploform gelagert und werden als Neisserien bezeichnet (Gonokokken, Meningokokken). Die Begeißelung der Stäbchen in der Abbildung ist im Lichtmikroskop nicht sichtbar. Für die Darstellung einer Kapsel sind Spezialfärbungen erforderlich. Spirochäten sind schraubenförmige, lange und dünne Bakterien. Für Treponemen (Erreger der Lues!) ist die Gleichmäßigkeit der Windungen charakteristisch, für Leptospiren die „kleiderbügelförmig" abgebogenen Enden. Aus: Klinische Visiten/Bildtafeln Thomae, 105, 1978: Bakterielle Infektionen. – (Text und Grafik: Prof. Dr. I. Braveny, Institut für Med. Mikrobiologie und Hygiene der Technischen Universität München)

gut funktionierendes Abwehrsystem, das im wesentlichen besteht aus:

1. Haut und Schleimhäuten als mechanischem Schutz mit spezifisch unterschiedlichen Eigenschaften (Art des Epithels, Säuremantel, Schleimbildung, Sezernierung von Enzymen, Besiedlung mit Mikroorganismen etc.), die das Anhaften und Eindringen von pathogenen Keimen erschweren.
2. Blut und Lymphe mit korpuskulären Elementen (Leukozyten, Makrophagen), die ein Agens erkennen, gefangennehmen und eliminieren (phagozytieren) können.
3. Interferon, einer Substanz, die der Wirtsorganismus nach einer Virusinfektion verstärkt bildet und durch die sich noch nicht befallene Zellen vor dem Eindringen dieses Virus schützen können.
4. Immunglobulinen = spezifische Proteine, die den Körper vor Infektionen und Intoxikationen schützen.

Diese letztgenannten Immunglobuline sind wegen ihrer Vielfalt als immunologische Barriere von besonderem Interesse. Der Schutz vor einer Infektionskrankheit beruht zum größten Teil auf der Präsenz von Antikörpern bzw. Antitoxinen, die nach Kontakt mit Krankheitserregern oder terminierten Antikörper sind Proteine und werden auch Gammaglobuline genannt. Bislang unterscheidet man die 5 Typen:
Heute werden in zunehmendem Maße Immunglobuline sowohl für therapeutische als auch für prophylaktische Zwecke eingesetzt. Dabei unterscheidet man „normale Immunglobuline" (z. B. polyvalentes Gammaglobu-

lin) und spezielle Immunglobuline, die gezielt gegen einen Krankheitserreger gerichtet sind.

Zu den anerkannten Indikationen für Immunglobuline zählen zur Zeit:
Substitution bei Antikörpermangel (100 bis 200 mg/kg alle zwei bis vier Wochen) oder Prophylaxe von Viruskrankheiten (z. B. Masern: bis zu 0,25 ml/kg; Hepatitis A: 5 bis 10 ml pro Dosis). *Die Gabe bei anderen Indikationen erfolgt in den meisten Fällen ohne gesicherten Wirkungsnachweis einer Reduktion der infektiösen Morbidität oder Mortalität; dies gilt insbesondere bei der postoperativen Infektionsprophylaxe, der septischen bakteriellen Infektion, Meningitis, Peritonitis und Beatmungspneumonie.* Es ist derzeit noch unbewiesen, daß durch Kombinationsbehandlung mit Antibiotika ein synergistischer Effekt eintritt.

Zum Einsatz kommen dabei sowohl Präparate mit kompletten Antikörpern als auch chemisch gespaltene, sog. F $(ab)_2$-Präparate, denen eine geringere Allergisierung unterstellt wird. Der Vorteil der aus menschlichem Serum gewonnenen sog. humanen Seren gegenüber den tierischen Seren ist neben einer geringeren Sensibilisierung eine längere Verweildauer im menschlichen Körper. Die Wirkungsdauer der applizierten Immunglobuline soll zwischen 2 und 4 Wochen betragen. Als Wirkungsweise wird neben einer Neutralisierung von Bakterientoxinen (antitoxisch) eine direkte Wirkung auf die Keime (antiviral, antibakteriell), sowie eine Aktivierung des Komplementsystems (bei den F $(ab)_2$-Präparaten über den „alternativen Weg") und eine opsonierende Wirkung diskutiert.
Ist die Abwehrfunktion des menschlichen Körpers gestört, ist die Gefahr zu erkranken sehr viel größer. Diese sog. „Disposition" wird außerdem entscheidend beeinflußt durch Konstitution, Lebensalter, Ernährung sowie physische und psychische Belastungen.
Daher ist es verständlich, daß Patienten im allgemeinen und ganz besonders Patienten auf Intensivstationen in hohem Maße infektionsgefährdet sind. Bei diesen Patienten gibt es keine sicher apathogenen Erreger mehr, da selbst die „normale Flora" unter bestimmten Voraussetzungen Infektionen hervorrufen kann.

2.1.3. Bemerkungen zur Anzüchtung von Mikroorganismen aus Untersuchungsmaterialien

Das Ziel der mikrobiologischen Diagnostik aus Patientenuntersuchungsmaterialien ist die Isolierung des Krankheitserregers. Dieses ist nur möglich, wenn bestimmte Vorsichtsmaßnahmen getroffen werden:

2.1.3.1. Voraussetzungen für verwertbare kulturelle Untersuchungsergebnisse

Auf der Station (z. B. Technik, Gewinnung des Materials, Wahl des Zeitpunkts der Abnahme):
Bei Abnahme von Liquorproben von Patienten mit unbehandelter Meningokokkenmeningitis und z. B. Poliomyelitis sollten Mundschutz und Gummihandschuhe getragen werden.
Keine Kanülen auf Blutkulturflaschen stekken lassen!
Auf dem Transportweg (z. B. Kühlung, Zeitdauer, Transportmedien):
Die sterilen Transportgefäße sollten so beschaffen sein, daß die Proben gut einzufüllen sind und beim Verarbeiten die Proben sowie die eigenen Hände nicht kontaminiert werden; evtl. Handschuhe tragen!
Transportgefäße müssen sicher verschließbar sein.
Zum Versand mit der Post muß Material, das Krankheitserreger enthält, so verpackt werden, daß keine Gefahr beim Transport besteht. Genaue Angaben bitte beim zuständigen Hygiene-Institut erfragen.
Proben von Hepatitiskranken müssen deutlich gekennzeichnet sein und doppelt verpackt werden.
Im Labor (z. B. Untersuchungsmethoden, rasche Verarbeitung):
Bei den am häufigsten eingesandten Untersuchungsmaterialien sollte so verfahren werden, wie es in den Tabellen 2.2–2.8 beschrieben wird.

2.1.3.2. Schwierigkeiten bei der Interpretation der Untersuchungsergebnisse
Diese ergeben sich aufgrund des fakultativ pathogenen Verhaltens vieler „unspezifischer“ Keime – (z. B. Staphylococcus epidermidis.). Als Regel kann gelten (Tabelle 2.9):

Wird aus einem sterilen Gebiet des Körpers Untersuchungsmaterial gewonnen und daraus ein Mikroorganismus isoliert, dann handelt es sich um den Infektionserreger.

Tabelle 2.2

Gewünschte Untersuchung	Untersuchungsmaterial	Probenart/ Probenmenge	Transportgefäß	Hinweise
Bakterielle Kultur außer Tuberkulose Verdachtsdiagnose Leitsymptome: Säugling: z. B. Gedeihstörungen Erwachsener: z. B. Blasenbeschwerden Hypertonie Nierendruck Schüttelfrost Risikopatienten: Gravide Steinleiden Mißbildungen Refluxleiden (Kinder!) Suche nach einer Pyelonephritis auch mittels Röntgendiagnostik und Nierenfunktionsprüfung	Urin	5 ml	Einwegröhrchen	*Gewinnung:* 1. Am besten nach einer Verweildauer von 4–5 Stunden in der Harnblase. 2. Vor Beginn der Antibiotikatherapie, unter Antibiotikatherapie nur, wenn erneut klinische Symptome auftreten wie Fieber etc. 3. Abnahme unter strengen aseptischen Bedingungen. 4. Instruktionen für Patienten: a) Unterwäsche ausziehen b) Händewaschen mit Seife und Wasser, Abtrocknen mit Papierhandtuch c) Frauen: Labien spreizen Männer: Vorhaut zurückziehen. Mit zwei in Seife (kein Desinfektionsmittel) getränkten Kompressen nacheinander Glans reinigen bzw. Vulva 2 × nur von vorn nach hinten reinigen. Gebrauchte Kompressen kein zweites Mal verwenden. Anschließend mit drei Kompressen (nacheinander zu benutzen) und Seife wieder abwaschen. Dann Mittelstrahlurin gewinnen. Erste 20–25 ml in die Toilette, Mittelstrahlurin ins Auffanggefäß. Auffanggefäß muß weiten Hals haben. Urin nicht von zu Hause in Flaschen mitbringen, sondern in Praxis oder Klinik lassen, damit sofortige Kühlung bis zum gekühlten Transport ins bakteriologische Labor möglich ist. 5. Zur quantitativen Keimzahlbestimmung muß der Urin sofort in das bakteriologische Labor gebracht werden. Ist dies nicht möglich, muß der Urin unmittelbar nach Abnahme in einen Kühlschrank bei max. 6° C; Keimzahlen im Urin bleiben maximal 24 h bei Kühlung auf 4–6° konstant. Alternativ Objektträgerkulturen versenden.

Tabelle 2.2 (Fortsetzung)

Zu erwartender Infektionserreger	Untersuchungsmethoden	Ergebnis Beurteilung
Bakterien u. a. E. coli Proteus-Spezies Klebsiellen Pseudomonas aeruginosa Enterokokken u. a. Streptokokken Staphylococcus aureus Staphylococcus epidermidis selten: Anaerobier Mykoplasmen Tuberkelbakterien	1. Keimisolierung Keimisolierung liegt bei schnell wachsenden Keimen frühestens nach 24–48 Stunden vor 2. Quantitative Keimbestimmung Ausspateln von 0,01 ml Urin mit automatischer Pipette, Ablesen ab 24 Std. Bebrütung bei 37°C Keimzählung bzw. Keimschätzung (bei Keimrasenbildung) Nährmedien Blutagarplatte (Hammelblut) Endoagar – Natriumazidagar (Selektiv-Nährboden für Kokken) Nachweis von antibakteriellen Substanzen B-subtilis-Wachstum-Kontrolle 3. Keimidentifizierung je nach Keimart: bei Vorliegen von Monokulturen und Keimzahlen > 10^5/ml Urin: Bunde Reihe – Plasmakoagulase Cytochromoxidase – Äskulinspaltung CAMP-Test, Wallerström: z. B. Bacitracintest, Nukleinat, Glukose 4. Antibiogramm (routinemäßig qualitativer Blättchendiffusionstest = Therapievorschlag) 5. Dreigläserprobe bei Verdacht auf Urethritis-Prostatitis	Mittelstrahlurin und Katheterurin oft durch Urethranormalflora kontaminiert daher: bis 10^4 Keime/ml Urin: keine HWI* 10^4–10^5 Keime/ml Urin: verdächtig auf HWI > 10^5 Keime/ml Urin: HWI * HWI = Harnwegsinfektion Diese Zahlen sind Richtwerte: Infektionen mit < als 10^5 Keimen/ml Urin bei: geringer Verweildauer des Urins in der Blase Pollakisurie, Polyurie, chemotherapeutisch behandelten Patienten, Patienten mit Dauerkatheter, chronisch-aktiver Pyelonephritis, kompletter Ureterobstruktion, Prostatitis und Urethritis, Urin-pH unter 5 und einem spezif. Gewicht unter 1003 Suprapubisches Blasenpunktat Regel: Harnblasenurin ist normalerweise steril daher: Keimnachweis = Nachweis des Krankheitserregers Sonstiges Falls Leukozyten im unzentrifugierten Urin gezählt werden, gilt: a) > 50 Leukozyten/mm^3 = Hinweis auf Infektion b) Leukozytenzylinder sind von großer diagnostischer Beweiskraft (Tubulusausgüsse) = Hinweis auf chron. Pyelonephritis

2.2. Besonderheiten der medizinischen Mikrobiologie bei krankenhauserworbenen Infektionen

2.2.1. Erreger

In der Tabelle 2.10 sind die Mikroorganismen und Viren zusammengestellt, die krankenhauserworbene (endogene oder exogene) Infektionen verursachen können. Bei Krankenhausinfektionen spielen sog. fakultativ pathogene Krankheitserreger eine bedeutende Rolle, die früher als nicht pathogen angesehen worden sind. Welche pathogenetische Bedeutung die einzelnen Erreger im Krankenhaus für Patienten und Personal haben, geht aus der Tabelle hervor. Dabei fällt auf, daß Clostridien wie z. B. Cl. tetanus, Cl. perfringens und Cl. botulinum im Krankenhaus nur unter bestimmten Bedingungen eine Erkrankung hervorrufen, z. B. nach Darmoperationen (Selbstinfektion des Patienten).

Tabelle 2.3

Gewünschte Untersuchung	Untersuchungsmaterial	Probenart/ Probenmenge	Transportgefäß	Hinweise
Bakterielle Kultur Blutkultur Verdachtsdiagnose Leitsymptome: Schüttelfrost Fieber Endokarditis und viele andere septische Prozesse Beachtung des Krankheitsstadiums (Erreger des Typhus und Paratyphus, der Leptospirose und Tularämie finden sich oft nur in den ersten Krankheitstagen im Blut): Stadium der Generalisation	Arterielles bzw. venöses Vollblut	5 ml	Blutkulturmedium	*Gewinnung:* *a) Bei lebensbedrohlichen Infektionen* 2 × 10 ml (am besten 10 ml rechter Arm. 10 ml linker Arm, nach sorgfältiger Desinfektion! s. unten!) mit Spritze aufziehen, je 5 ml in 2 aerobe Blutkulturflaschen (diese müssen belüftet werden), je 5 ml in 2 anaerobe Blutkulturflaschen (dürfen nicht belüftet werden) einspritzen. Die Belüftung sollte stets mit Nadeln mit Wattestopfen erfolgen! Alternativ zu Spritzen können auch kommerzielle Entnahmesysteme verwendet werden. Verhältnis von Blut zu Blutkulturmedium nie größer als 1 : 10 (also z. B. 5 ml Blut auf 50 ml Blutkulturmedium) wählen. *b) Bei Verdacht auf akute bakterielle Endokarditis* Entnahme von Blut wie bei a). Abstand der Blutentnahmen jeweils ca. 5 min, dann sofort Beginn der Chemotherapie. *c) Bei Verdacht auf subakute bakterielle Endokarditis* 3 × 10 ml Blut entnehmen für Blutkulturen, am besten wieder von verschiedenen Körperstellen, innerhalb von 24 h. Abstand der einzelnen Kulturen nicht kürzer als 1 h, davon (wenn möglich) vorzugsweise 1 Kultur bei Fieberanstieg. Es muß jedoch nicht unbedingt auf den Fieberanstieg gewartet werden! Aufteilung der einzelnen Blutproben (10 ml) in aerobe (je 5 ml Blut) und anaerobe (je 5 ml Blut) Blutkulturflaschen. *d) Bei Verdacht auf Sepsis trotz Antibiotikatherapie* Am besten sollte die Chemotherapie 2–3 Tage abgesetzt werden, bevor Blutkulturen entnommen werden. Wenn dies nicht möglich ist, 4–6 Kulturen (à 10 ml) innerhalb von 48 h. Die Kultur muß jedoch unbedingt unmittelbar vor der nächsten Antibiotikagabe entnommen werden, da dann erwartungsgemäß der Antibiotikaspiegel am niedrigsten ist.

Tabelle 2.3 (Fortsetzung)

Gewünschte Untersuchung	Untersuchungsmaterial	Probenart/ Probenmenge	Transportgefäß	Hinweise
				e) Bei Verdacht auf Sepsis bei Neugeborenen, Frühgeborenen und Säuglingen Hier genügt meist die Entnahme von je 1 bis 2 cm³ Blut an zwei verschiedenen Körperstellen. *Gewinnung unter aseptischen Bedingungen* 1. Hautpräparation vorzugsweise mit alkohol- oder jodhaltigen Desinfektionsmitteln 2. „Sprühdesinfektion“ allein genügt nicht! Die Haut muß mehrmals unter Verwendung eines sterilen Tupfers mit Desinfektionsmittel abgerieben werden. Einwirkungszeit des Desinfektionsmittels: mindestens 30 s. 3. Bei Blutkulturabnahme von verschiedenen Körperstellen stets Nadel wechseln. 4. Verhältnis Blut zu Kulturmedium nie größer als 1:10. 5. Anaerobe Kulturen nie belüften! 6. Bei Einstechen in Blutkulturflasche stets Nadel wechseln! 7. Vor Einstechen in die Blutkulturflasche Gummistopfen mit alkohol- oder jodhaltigen Desinfektionsmitteln desinfizieren. 8. Blutkulturen, wenn möglich, nie aus Venenkathetern abziehen.

Zu erwartender Infektionserreger		Untersuchungsmethoden	Ergebnis Beurteilung
Positive Blutkultur	Häufigste Erkrankung/Fokus?	1) Keimisolierung Bebrütung der Blutkulturmedien (Flaschen) bei 37° C für eine Woche Nach 1, 4 und 6 Tagen erfolgen Subkulturen (aerobe und anaerobe) 2) Keimidentifizierung Je nach Keimart (wie bei Harn) 3) Antibiogramm	Regel: Blut ist normalerweise steril daher: Keimnachweis = Nachweis des Krankheitserregers, sofern Krankheitssymptome bestehen. Auch bei Intensivstationspatienten findet man nicht selten sog. asymptomatische Bakteriämien, d. h. man isoliert Bakterien aus dem Blut, ohne daß gleichzeitig Symptome einer Sepsis bestehen (z. B. Fieber, Leukozytose, Schock, usw.). Bei verschiedenen „normalen“ Tätigkeiten, (z. B. Zähneputzen) und bei zahlreichen medikotechnischen Maßnahmen kommt es zu Einschwemmung
Strept. viridans	Endokarditis		
Strept. faecalis (Enterokokken)	Endokarditis; Harnwegsinfektion (Katheter?); Cholezystitis Cholangitis, Divertikulitis, andere Darminfektionen		
Staph. epidermidis (in 2 gleichzeitig, an verschiedenen Stellen entnommenen Blutkulturen)	Venenkatheter künstliche Herzklappen anderes Fremdmaterial Ventrikelkatheter		

Tabelle 2.3 (Fortsetzung)

Zu erwartender Infektionserreger		Untersuchungs-methoden	Ergebnis Beurteilung
Clostr. perfringens	Gallenwege, Darmtrakt		von Bakterien in die Blutbahn. Diese Bakterien werden jedoch von der körpereigenen Abwehr bei gesunden Menschen in ca. 15–60 Min. aus dem Blut eliminiert. Bei abwehrgeschwächten Patienten können sich diese Bakterien jedoch unter Umständen im Körper absiedeln und zu einer Sepsis führen.
Bact. fragilis	Infektionen/Abszesse im Darmtrakt, großen oder kleinen Becken. Gehirn, Dekubitus		
Staph. aureus	Endokarditis Venenkatheter Abszeß, Arthritis, Osteomyelitis Hospitalinfektion		*Häufigkeit von Bakteriämien (ca. 1 Std.) nach*
E. coli	Harnwegsinfektion Infektion im Gastrointestinaltrakt, gynäkologische Infektionen. Hospitalinfektion		Periodontitis 11 % Periapikale Zahnabszesse 8 % vor Tonsillektomie 9 % Leberblindpunktion 11 % Zähneputzen 40 % Bonbonkauen 17 %
Ps. aeruginosa Klebs. pneumoniae indol pos. Proteus	Hospitalinfektion Infektionen bei abwehrgeschwächten Patienten		Mundspülungen 27 % Zahnextraktion 90 % Angiographie 4 % Rektoskopie 9,5% Barium-Kontrasteinlauf 11,3% Transurethrale Prostatektomie 34 % Zystoskopie 19 % Urethra-Katheterisierung 7 % Dilatation der Urethra 10 % Geburt 11 % Nasotracheales Absaugen 33 %

Tabelle 2.4

Gewünschte Untersuchung	Untersuchungsmaterial	Probenart/ Probenmenge	Transportgefäß	Hinweise
Bakterielle Kultur außer Tuberkulose Verdachtsdiagnose Leitsymptome Meningoenzephalitis Bohrender Kopfschmerz Nackensteife Erbrechen Fieber	Punktionsflüssigkeiten Liquor Ergußflüssigkeit Galle Empyem	Mindestmenge 2 ml	Röhrchen, steril	*Gewinnung:* Unter strengen aseptischen Eingriffen. Hautdesinfektion mit alkohol- oder jodhaltigen Desinfektionsmitteln, keine Sprühdesinfektion, Einwirkungszeit 30 s. Zum Selbstschutz wird von einigen Autoren bei Virus- und Meningokokkenmeningitiden Mundschutz empfohlen. Nach Punktion Einfüllen des Liquors in ein steriles Gefäß ohne Berührung des Randes (Kontaminationsgefahr).
			Blutkulturmedium	*Transport:* Sofort in das bakteriologische Labor. Kälteschock läßt Meningokokken

Tabelle 2.4 (Fortsetzung)

Zu erwartender Infektionserreger	Untersuchungsmethoden	Ergebnis Beurteilung
		und Streptokokken absterben. Sollte keine sofortige Verarbeitung möglich sein, so sollte der Liquor in ein Blutkulturmedium injiziert werden. Dieses wird dann im Brutschrank bebrütet. Ein Teil des Liquors sollte für das mikroskopische Präparat als wichtigste diagnostische Untersuchung zurückbehalten werden. *Merke:* Wenn Liquorproben im Brutschrank oder Kühlschrank gelagert wurden, ist die Anzüchtung der häufigsten bakteriellen Erreger oft nicht mehr möglich, eventuell läßt sich aus einem mikroskopischen Präparat aber noch eine Verdachtsdiagnose stellen. Deshalb: Verwendung von Blutkulturmedien für Liquorproben bei längerem Transport (2 ml auf ein Medium).
Bakterien u. a. Keime E. coli Meningokokken Pneumokokken Haemophilus influenzae Listerien Leptospiren Staphylokokken Pseudomonaden Klebsiellen Tuberkelbakterien Pilze u. a. Candida albicans Cryptococcus neoformans Virusarten u. a. Enteroviren Mumpsviren	1. Grampräparat 2. Keimisolierung Anlegen einer Kultur vornehmlich aerob auf erregerabhängige Nährmedien, z. B. Tuberkelbakterien: Gottsacker-, Löwenstein-, Jensen-Nährmedien Candida albicans: Cryptococcus neoformans: Sabouraud-Agar Leptospiren: Korthof-Bouillon Viren: Gewebekulturen 3. Keimidentifizierung (wie bei Harn) 4. Antibiogramm (wie bei Harn)	Regel: Liquor ist normalerweise steril daher: Keimnachweis = Nachweis des Krankheitserregers Beachte: Außer Meningo- und Pneumokokken (penicilinempfindlich) regelmäßige Bestimmung der Antibiotika-Empfindlichkeit (Agardiffusionstest) als Therapiegrundlage Virusarten kausal nicht therapierbar

2.2.2. Erregerreservoire

Woher kommen die Mikroorganismen und Viren im Krankenhaus? Wo sind ihre Reservoire? Wie werden sie von dort übertragen? Die Mikroorganismen und Viren, die die Ursachen von exogen und endogen entstandenen Krankenhausinfektionen sind, findet man zum größten Teil in der physiologischen Flora von Haut, Darm, Nase, Rachen und Vagina von Personal und Patient (Tabelle 2.11). Hinzu kommt die z.T. durch den Krankenhausaufenthalt oder beim Personal durch den jeweiligen Arbeitsplatz bedingte Änderung der physiologischen Flora durch Kolonisierung mit Hospitalkeimen, z.B. Staphylococcus au-

Tabelle 2.5

Gewünschte Untersuchung	Unter-suchungs-material	Probenart/ Probenmenge	Transport-gefäß	Hinweise:
Bakterielle Kultur außer Tuberkulose z. B. Wunde Verdachts-diagnose Leitsymptome Angina Furunkel Karbunkel Abszesse Fisteln Wundheilungs-störungen Konjunktivitis Effloreszenzen	Abstrich	Tupfer sterile Einmaltupfer	Röhrchen steril am besten mit Transportmedium	Tonsillarabstrich: Hinterer Teil der Zunge mit Spatel herunterdrücken. Materialabnahme unter Drehung des Tupfers. Finden sich Membranen: Rand abheben und Abstrich von der Unterseite. Berührung von Lippen und Zunge vermeiden. Nasopharyngealabstrich: Tupfer mit dünner Watteschicht durch die Nase. Auch durch den Mund möglich mit gebogenem Tupfer. *Eiter und Wundabstrich* Vor Entnahme des Materials sollte oberflächliches Sekret entfernt werden (Sekundärkeime!) Entnahme des Materials aus der Tiefe der Wunde, möglichst Eiter aspirieren und einsenden. *Bei Fisteln:* Zuerst austretendes Sekret wegwischen und die folgende Flüssigkeit verwenden. Falls nur wenig Material verfügbar: Versand in steriler Glaskapillare. *Harnröhren-, Zervix-, Vaginalsekrete* Alle Untersuchungen möglichst nicht durch Einsendung eines Tupferabstriches, sondern durch Materialentnahme direkt vom Patienten mit Platinöse im mikrobiologischen Institut durchführen lassen. Materialabnahme möglichst frühmorgens. Sofortige Verimpfung auf Selektiv-Nährböden. *Beim Mann:* Harnröhrenöffnung mit milder Seifenlösung reinigen. Harnröhre ausstreichen, so daß ein Tropfen mit Öse entnommen werden kann. Gonorrhoeverdacht: Grampräparat. Material in Stuarts Transportmedium, stellt kein Nährmedium dar. Aufbewahrung im Kühlschrank. Trichomonadeninfektion: Sedimentuntersuchung. Mykoplasmeninfektion: 5 ml Venenblut (für die KBR) (Anzüchtungsversuche sind keine Routine). Gewinnung von Prostatasekret: Massage der Drüse vom Rektum aus. Material in sterile Gefäße sammeln. Luesverdacht: Gummihandschuhe! Mit mäßigem Druck etwas Exsudat vom Primäraffekt mit Tupfer gewinnen, sofort im Dunkelfeldmikroskop betrachten.

Tabelle 2.5 (Fortsetzung)

		Bei der Frau: Zervixsekret unter Verwendung eines sterilen Vaginalspekulums entnehmen, Urethralabstriche nach Säuberung der Harnröhrenöffnung mit milder Seifenlösung. Weiteres Vorgehen bei entsprechendem Keimverdacht wie beim Manne. Keimbesiedlung: Der distale Bereich der männlichen Harnröhre weist schon normalerweise geringe Mengen von Keimen auf (koagulase-negative Staphylokokken, diphtheroide Stäbchen und Streptokokkenarten), die gesunde Zervix ist weitgehend keimfrei *Durchführung:* Gewinnung des Materials mit Watteträgern und Einbringen des Trägers in die sauerstoffarme (helle, nicht blaue) Zone des Transportmediums. Lagerung: +4° C.

Zu erwartender Infektionserreger	Untersuchungsmethoden	Ergebnis Beurteilung
1. Äußere Haut z. B. Staphylococcus aureus Streptococcus pyogenes Pseudomonas aeruginosa Pilze 2. Wundabstrich z. B. wie 1) seltener: Anaerobier Diphtheriebakterien 3. Abszesse z. B. wie 1) und 2) 4. Schleimhaut Nasen-, Rachen-, Urethral-, Vaginal- und Rektalabstriche: wie 1) und 2) bei Rektalabstrich siehe unter Stuhluntersuchung 5. Auge, Ohr H. influenzae Pilze 6. Bläschen, Pusteln z. B. auch Viren 7. Urethra wie 1 und 2 ferner: Candida-Hefen, Mykoplasmen, Chlamydien, Gonokokken, Herpes-simplex-Viren, Trichomonaden	1) Mikroskopisches Direktpräparat: Keimquantität Gramverhalten Leukozytenzahl 2) Keimisolierung Wattetupfer ausstreichen auf: Blut-Agar Endo-Agar Natriumacid-Agar Sabouraud-Agar Kochblut-Agar Blutplatte wird aerob und anaerob bebrütet Anreicherung: in Dextrose- und Thioglykolat-Bouillon 3) Keimidentifizierung Je nach Keimart 4) Antibiogramm	Häufiges Vorliegen von Mischkulturen mit Standortflora Hinweise auf Krankheitserreger: Monokulturen Überwiegen von einzelnen Keimarten Übereinstimmender Befund von Zweiteinsendungen Korrelation zwischen mikroskopischem Präparat und kulturellem Befund mit klinischem Bild und serologischen Befunden

Tabelle 2.6

Gewünschte Untersuchung	Untersuchungsmaterial	Probenart/ Probenmenge	Transportgefäß	Hinweise:
Bakerielle Kultur außer Tuberkulose	Sputum	Eiterflocken (kein Speichel!)	Sputumröhrchen, steril	
Verdachtsdiagnose Leitsymptome akute und chronische Bronchitis Bronchiektasien Pneumonien				*Gewinnung* von Nüchternsputum morgens nach vorherigem Ausspülen des Mundes mit Leitungswasser. Röhrchen fest verschließen. *Lagerung:* 4 °C Material sollte nicht länger als 4 Stunden lagern!
	Bronchialflüssigkeit		Röhrchen steril	*Gewinnung* von Bronchialflüssigkeit nach vorherigem Ausspülen des Mundes mit Leitungswasser. Röhrchen fest verschließen.
			Blutkulturmedium	Zusätzliche Verwendung bei Verdacht auf eine Infektion mit empfindlichen Erregern wie Bacteroides, Mykoplasmen etc.

Zu erwartender Infektionserreger	Untersuchungsmethoden	Ergebnis Beurteilung
Indikatorkeime: u. a. Haemophilus influenzae Staphylococcus aureus weitere: Klebsiellen Pseudomonas aeruginosa E. coli Pasteurellen Bordetellen selten: Mykoplasmen Pilze Viren Gruppe der „respiratorischen Viren“ u. a. Myxoviren Paramyxoviren Adenoviren RS-Viren Reo-Viren Corona-Viren Arena-Viren	1. Grampräparat: Suche nach Epithelien, Leukozyten und Bakterien 2. Keimisolierung Eiterflocke bearbeiten: Auswaschen und mit Öse auf a) Blut-Agar b) Endo-Agar c) Natriumacid-Agar d) Sabouraud-Agar e) Kochblut-Agar verimpfen. Blutplatte wird aerob und anoerob bebrütet Dazu Eiterflocken in – Dextrose und Thioglykolat – Bouillon geben. Bei Mykoplasmen: Spezialagar und mikroaerophiles Wachstum; bei Chlamydien: Dottersackbeimpfung, McCoy-Zellkultur Mäusetest 3. Keimidentifizierung Je nach Keimart: Bunte Reihe Ammenphänomen (H. influenzae)	Im Grampräparat (Mischkultur) erfolgt die Beurteilung von Zahl und Verteilung der Keime und Gewebselemente: Reichliches Vorkommen von Plattenepithelzellen und wenig segmentierten Leukozyten zeigt hohen Anteil von Mundspeichel an (isolierte Bakterien haben nur geringe diagnostische Beweiskraft; Probe wird nicht bakteriologisch untersucht). Diese Probe eignet sich jedoch zur Untersuchung auf Pilze, Mykobakterien, Mykoplasmen und Viren. Kriterium für die Indikation zur bakteriologischen Untersuchung: pro Gesichtsfeld (Vergrößerung: 10×100) in der Gramfärbung = weniger als 10 epitheliale Zellen und wenigstens 10 Leukozyten. Beachte: Bakteriologische Sputumuntersuchung ist problematisch: 1) Indikatorkeime können durch bereits eingeleitete Antibiotika-Therapie eliminiert sein

Tabelle 2.6 (Fortsetzung)

Zu erwartender Infektionserreger	Untersuchungsmethoden	Ergebnis Beurteilung
	Cytochromoxidase-Reaktion Optochin-Bacitracin-Test Plasmakoagulase-Reaktion 4. Antibiogramm routinemäßig qualitativer Blättchendiffusionstest = Therapievorschlag	2) Grenzzahlen bezüglich Epithelien, Leukozyten und Keimkolonien als Krankh.zeichen wenig zuverlässig 3) Hinweise auf Erkrankung auch durch erhöhte purulente Sputummenge 4) Optimale Materialgewinnung durch Bronchialabsaugung bzw. Trachealpunktate (wenig gebräuchlich)

Tabelle 2.7

Gewünschte Untersuchung	Untersuchungsmaterial	Probenart/ Probenmenge	Transportgefäß	Hinweise:
Bakterielle Kultur auf TPE-R-Keime Verdachtsdiagnose Leitsymptome Typhus Paratyphus Enteritis Ruhr	Stuhl	Erbsengroße Stuhlmenge Rektalabstrich	Stuhlröhrchen steril	Vorteile des Rektalabstriches: Materialabnahme zu einem bestimmten Zeitpunkt (z. B. bei Massenuntersuchungen); Versand in halbstarren Medien bei längerer Transportdauer. Durchführung: Tupfer etwa 5 cm in die Analöffnung einführen, drehen und herausziehen. Stuhl: Absetzen in ein sauberes Gefäß, das kein Desinfektionsmittel enthalten darf, Übertragung einer erbsengroßen Probe in ein Versandgefäß (mit einem beigegebenen Löffel), rascher Versand ins Labor. Bei Untersuchung auf Viren wird der Stuhl mindestens auf 4° C abgekühlt.

Zu erwartende Infektionserreger	Untersuchungsmethoden	Ergebnis: Beurteilung:
S. typhi S. paratyphi A, B, C Enteritiskeime Ruhrbakterien	Anreicherung mittels Selenitbrühe Selektivnährböden: Wilson Blair Leifson Endo Bunte Reihe Objektglasagglutination Lysotypie bei S. typhi und S. paratyphi	Krankheitserreger im Stuhl: Salmonellen (S. typhi, Paratyphuserreger, Enteritiserreger), Shigellen, enteropathogene Escherichien, Campylobacter, Y. enterocolitica, Staphylococcus aureus, Clostridium perfringens, Mycobacterium tuberculosis, Candida albicans, Choleravibrionen, Parasiten, Virusarten (z. B. Enteroviren) u. a. m. *Prädisposition:* Enteritiden: Alter (z. B. Dyspepsie-Coli bei Säuglingen und Kleinkindern: bestimmte serologische Typen von E. coli); nach Antibiotika-Behandlung; infolge Lebensmittelvergiftung; im Verlaufe von Lokal- und Allgemeinerkrankungen.

Tabelle 2.8

Gewünschte Untersuchung	Unter-suchungs-material	Probenmenge	Transport-gefäß	Hinweise
Mikroskopisches Präparat auf Wurmeier Verdachtsdiagnose Leitsymptome Anogenitales Syndrom Eosinophilie	Stuhl	Erbsengroße Stuhlmenge	Stuhlröhrchen steril	Röhrchen sorgfältig verschließen. Im Kühlschrank lagern (4° C)

Zu erwartende Infektionserreger	Untersuchungsmethoden	Ergebnis Beurteilung
Würmer oder Wurmteile (Bandwurmglieder) Wurmeier	1. Nativpräparat 2. Anreicherung 3. Klebstreifenpräparat bei Verdacht auf Oxyureneier	Würmer oder Wurmeier nachgewiesen Bei negativem Ergebnis und klinischem Verdacht Kontrolluntersuchung.

Gewünschte Untersuchung	Unter-suchungs-material	Probenmenge	Transport-gefäß	Hinweise
auf Amöben Verdachtsdiagnose Leitsymptome Enteritis	Stuhl	erbsengroße Stuhlmenge	Stuhlröhrchen steril	Rücksprache notwendig. Material sollte körperwarm untersucht werden. *Transport:* Lagerung: keine, sofort an Institut

Zu erwartender Infektionserreger	Untersuchungsmethoden	Ergebnis Beurteilung
Entamoeba histolytica (Amöbenruhr) 1) Minutaform 2) Magnaform 3) Zystenform Apathogene Amöbenarten, differentialdiagnostische Bedeutung	1) Nativpräparat aus körperwarmem Untersuchungsmaterial 2) Anreicherung 3) Heidenhainsche Färbung	Magnaformen bei klinischer Symptomatik, im chronischen bzw. latenten Fall Nachweis von Minutaformen oder Zysten

reus oder Klebsiellen. Somit sind die Hauptquellen von Hospitalkeimen die Menschen im Krankenhaus selbst – das bedeutet: „Ein Krankenhaus kann nie steril sein“ – es müßten die Menschen „sterilisiert“ werden!

Andere Reservoire für Hospitalkeime sind die Umgebung: Gegenstände, Geräte, Instrumente, Wasser usw. In den Tabellen 2.12 und 2.13 sind die wichtigsten Erregerreservoire und Übertragungswege zusammengefaßt.

Tabelle 2.9. Zusammenhänge zwischen isolierten Keimen und Krankheitsursache

	in sterilen Bezirken z. B. Blut, Liquor, Harnblase	in unsterilen Bezirken z. B. Nasen-Rachen-Raum, Sputum, Stuhl, Mittelstrahl-Urin, Katheter-Urin, Hautabstrich
Spezifischer Erreger: z. B. N. gonorrhoeae, S. typhi, M. tuberculosis, V. cholerae, C. diphtheriae	ja	ja
Unspezifischer Erreger: (oft Standort – Flora) Staphylokokken Streptokokken, E. coli, Klebsielen, Proteus u. a. Darmkeime; C. albicans u. v. a. m.	ja	fraglich ja, wenn 1. in großen Mengen isoliert 2. in Monokultur vorliegend 3. am Infektionsherd gewonnen 4. korreliert mit Klinik 5. korreliert mit humoralem Antikörper 6. bestimmter Serotyp vorliegt 7. Wiederholungen das gleiche Ergebnis zeigen.

Erläuterungen: ja: ursächlicher Zusammenhang zwischen isoliertem Keim und vorliegender Erkrankung wahrscheinlich.

Tabelle 2.10. Die Bedeutung von Bakterien, Viren, Pilzen, Protozoen als Erreger von Krankenhausinfektionen. (Eine sichere Zuordnung zu den einzelnen Kategorien ist oft nicht möglich. Übergangsnormen existieren!)

Systematik	Mikroorganismus Virus	Pathogenität für Krankenhauspatienten/Personal			
Grampositive Kokken	Staphylococcus aureus	P;	Ⓟ		
	Staphylococcus epidermidis			FP	(FP)
	Mikrokokken			FP	
	Streptokokken Gruppe A	P;	Ⓟ		
	Streptokokken Gruppe B	P		FP	(FP)
	Streptokokken Gruppe C			FP	
	Streptokokken Gruppe G			FP	
	Enterokokken	P		FP	
	Vergrünende Streptokokken			FP	
	Anaerobe Kokken			FP	
Gramnegative Stäbchen	Salmonella typhi	P	Ⓟ		
	Salmonella paratyphi	P	Ⓟ		
	Salmonellen (andere)	P < geringer als Typhus, Paratyphus			
	Shigellen	P			
	E. coli (enteropathogene)	P	Ⓟ		
	Y. enterocolitica	P			
	Campylobacter			FP	(FP)
	E. coli (nicht enteropathogen)			FP	(FP)
	Klebsiellen			FP	(FP)
	Proteus-Species			FP	(FP)
	Serratia-Spezies			FP	(FP)
	Citrobacter-Spezies			FP	
	Pseudomonas aeruginosa			FP	(FP)
	Pseudomonaden (außer Pseudomonas aeruginosa)			FP FP	

Tabelle 2.10 (Fortsetzung)

Systematik	Mikroorganismus Virus	Pathogenität für Krankenhauspatienten/Personal
	Flavobakterien	FP
	Alcaligenes faecalis	FP
	Acinetobacter-Spezies	P
	Bordetella pertussis	P
	Haemophilus influenzae	FP
	Legionella pneumophila	FP
	Anaerobier wie Bacteroides fragilis	FP
	Fusiforme Stäbchen	
Grampositive Stäbchen	Corynebacterium diptheria	P
	Corynebakterien (außer diptheria)	FP
	Listerien	FP (FP)
	Mykobakterien (Tbc), andere Mykobakterien	P (P)
	Clostridien (Tetanus, Gasbrand, Botulismus)	FP P jedoch nicht von Mensch zu Mensch übertragbar (z. B. im Krankenhaus FP-Verhalten
	andere Clostridien	FP
Pilze	Candida albicans	FP (FP)
	Candida Species (außer C. albicans)	FP
	Histoplasmen	P (P)
	Cryptokokken	P (P)
Viren	Hepatitis-Viren A	P
	Hepatitis-Viren B	P
	Hepatitis-Viren Non A-Non B	P
	Varicella-Viren	P
	Zytomegalie-Viren	P (P)
	Rötel-Viren	P
	Herpes-Viren	P (P)
	Masern-Viren	P
	Rota-Viren	P
Protozoen	Pneumocystis carinii	FP (FP)
	Toxoplasmen	P (P)

P = Pathogen: Krankheitserregend bei Personen (Personal + Patienten) die keine spezifische Immunität z. B. durch Impfung oder eine durchgemachte Krankheit erworben haben.

(P) = Schwerster Krankheitsverlauf bei stark resistenzgeschwächten Patienten z. B. durch immunsuppressive Therapie, schwere Grundkrankheiten (Karzinome, Leukämien, Kachexie, Diabetes mellitus, Polytrauma, Adipositas, hohes Lebensalter usw.).

FP = Fakultativ pathogen: Keine Erkrankung bei Gesunden oder Patienten mit gutem Allgemeinzustand, aber krankheitserregend bei Patienten unter prädisponierenden Faktoren (Operation, invasive Therapie: z. B. Venenkatheter, Harnwegskatheter, Beatmung usw.)

(FP) = Schwerster Krankheitsverlauf bei Patienten wie unter P.

Nach: WHO Regional Publications European Series No. 4, Hospital acquired Infections: Guidelines to Laboratory methods (1978)

Tabelle 2.11. Kolonisierung von Patienten mit Hospitalkeimen (Intensivstation) (verschiedene Körperregionen, Aufteilung der verschiedenen Keimarten)

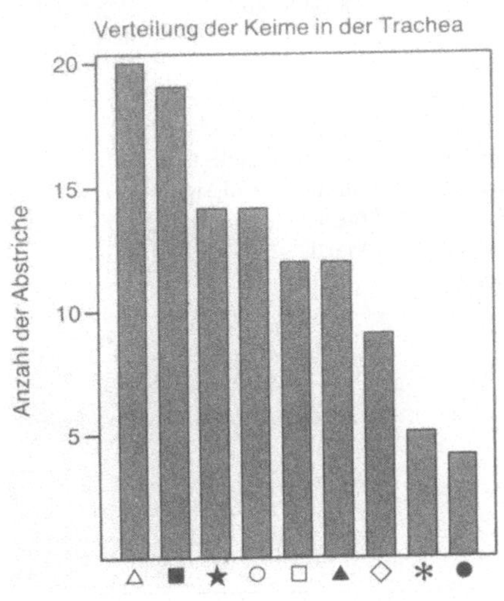

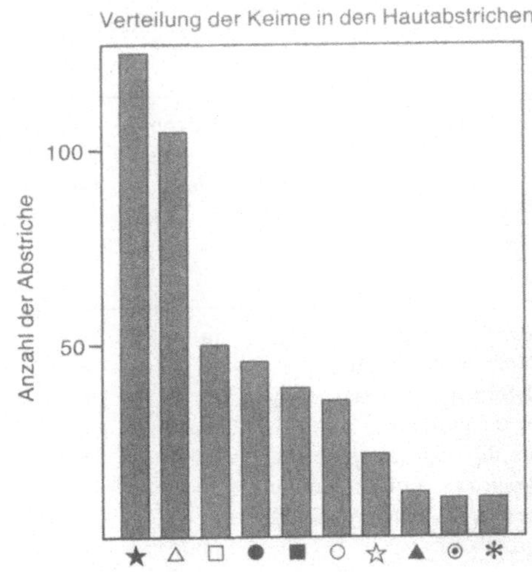

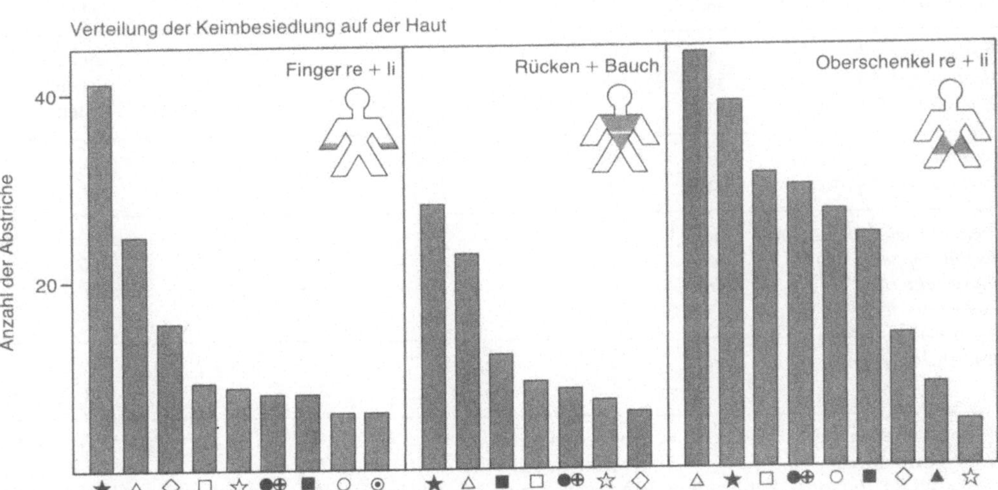

Verwendete Zeichen für die einzelnen Bakterien

I. Häufig gefundene Bakterien	II. Seltener gefundene Erreger
★ 1. Staphyloc. epidermidis	◆ 5. Hafnia
☆ 2. Staphyloc. aureus	⊙ 6. Mikrokokken
△ 3. Enterokokken	✻ 7. Sonstige
■ 4. Pseudomonas aerug.	
□ 5. Klebsiella-Gruppe	
● 6. Proteus indol positiv	
⊕ 7. Proteus mirabilis	
○ 8. E. coli	
▲ 9. Enterobacter	
◇ 10. Sproßpilze	

Aus: Mikroökologische und hygienische Probleme einer Intensivstation. Dissertation (v. Rauffer), Berlin, 1976

Tabelle 2.12. Infektionsquellen und Erregerreservoire von krankenhauserworbenen Infektionen

Infektionsquelle Mensch					Erregerreservoir Krankenhaus		Außerhalb des Krankenhauses (Natur)
Erreger	Körpereigene Flora	endogene Infektion	Übertragung Mutter/Kind b. d. Geburt	Inf. v. and. Personen (z. B. Personal)	Trockenes Milieu Staub Oberfl.	Feuchtes Milieu Flüssigk. usw.	
Staph. aureus	ja	+	+	+	+[a]	–	–
A-Streptokokken	ja	+	+	+	–	–	–
B-Streptokokken	ja	+	+	+	–	–	–
Enterokokken	ja	+	?	?	+	–	–
Staphylococcus epidermis	ja	+	?	?	+	–	?
Anaerobe Kokken und andere nicht-hämolyt. Streptokokken	ja	+	?	?	+?	–	?
Clostridien	ja	+	–	–	+	–	ja
Listerien	ja	?	+	?	+	–	ja
Escherichia coli	ja	+	+	+	–	Ü	nein
Proteus Spezies	ja	+	–	+	–	Ü	?nein
Klebsiellen Spezies	ja	+	–	?	–	nur Ü?	?nein
Enterobacter, Serratia	ja	+	–	+	–	V	ja
Pseudomonas aeruginosa	ja	+	–	+	–	V	ja
Andere Pseudomonaden	nein	–	–	–	–	V	ja
Pseud. cepacia	nein	–	–	–	–	V	ja
Flavobakterien	nein	–	–	–	–	V	ja
Acinetobacter							
Bacteroides fragilis	ja	+	?	?	–	?	?
						?	ja

Ü = Überleben [a] + = Überleben gut
V = Vermehrung – = Überleben schlecht

Nach: WHO Regional Publications European Series No. 4, Hospital-acquired Infections: Guidelines to Laboratory methods (1978)

Merke:

1. Jeder Patient auf einer Intensivstation ist besonders infektionsgefährdet (passive Gefahr).
2. Jeder Intensiv-Patient kann neben seiner Grunderkrankung latent infiziert (symptomlose Infektion) oder kolonisiert (symptomloser Keimträger) und damit ein Erregerreservoir sein (aktive Gefahr).
3. Die Erreger werden vor allem durch das Personal (Hände)! oder über Instrumente auf andere gefährdete Patienten übertragen (Gefahr der Epidemie).

Daher:
Zeitaufwand für Hygiene erspart Mehrarbeit durch zusätzliche Erkrankungen und Patienten!

Tabelle 2.13. Wichtigste Wege der Infektionsübertragung

Infektionsweg		Infektionsquelle	Beispiele von Infektionskrankheiten
1. Luft (Mensch – Mensch)	Tröpfchen; kurze Haltbarkeit (< 2 min)	Mund	Masern Pocken Tuberkulose
a) Kleinste Teilchen (< 5 μm) über große Entfernung (Zimmer – Zimmer)	Staubteilchen; längere Haltbarkeit (Stunden bis Tage)		Tuberkulose
b) Mittelgroße Teilchen (15–25 μm) über mittlere Entfernung (innerhalb eines Zimmers)	Hautschuppen; getrocknetes Exudat, Staubteilchen; längere Haltbarkeit (Stunden bis Tage)	Nase Exsudat infizierte Wunden	Staphylokokken-Infektionen Streptokokken-Infektionen Hautmykose
c) Große Teilchen (> 100 μm) über kurze Entfernung (< 3 m)	Tröpfchen; kurze Haltbarkeit (< 2 min)	Mund	Meningokokken –, Hämophilus-Infektionen Streptokokken –, Pneumokokken-Infektionen des Respirationstraktes
2. Luft (Umgebung – Mensch)			
a) Verschieden große Teilchen über Inhalation		Beatmungsgeräte	Pseudomonas-aeruginosa-Infektionen
b) Kleinste Teilchen (< 5 μm) über große Entfernung		Belüftungssysteme Klimaanlagen	Enterobacteriaceae-Infektionen des Respirationstraktes
3. Kontakt (zwischen Personen)			
a) direkt: Patient → Patient Personal → Patient		Sekrete der Atemwege	Staphylokokken-, Streptokokken-, Enterobakterien-Infektionen, Durchfallerkrankungen, Pseudomonas aeruginosa-Infektionen
b) indirekt: Patient oder Pflegepersonal → Hände des Personals oder Gegenstände → Patient		Stuhl und Urin, Haut und Wundsekrete	virale Erkrankungen
4. Kontakt mit Infektionsquellen in der Umgebung des Patienten			
a) Keimverschleppung in das Gewebe oder in Gebiete, die normalerweise steril sind b) Kontamination der Körperoberfläche (vor allem bei sehr resistenzgeschwächten Patienten) c) Oral → Keimträger → endogener Infekt		Geräte, Instrumente, Flüssigkeiten, Nahrungsmittel und Medikamente	Enterobacteriaceae-Infektionen hauptsächlich Klebsiella, Serratia, Enterobacter Pseudomonas-Sepsis (vorwiegend Ps. aeruginosa sowie andere Pseudomonas-Spezies) Tetanus (nur 4 a)
5. Direkter Kontakt ins Gewebe oder in Wunden, in Schleimhäute (?)		Blutprodukte	Hepatitis A, B, Non AB

Nach: WHO Regional Publications European Series No. 4: Hospital aquired Infektions: Guidelines to Laboratory methods (1978).

Tabelle 2.14. Mikrobiologische und klinische Kriterien der wichtigsten Krankenhausinfektionen

A. *Symptomatische Harnweginfektion:*

1. Bei Vorliegen klinischer Zeichen (z. B. Fieber, Dysurie, Bauchschmerzen usw.) und
2. Keimzahl ≧ 10^5/ml im unzentrifugierten Mittelstrahlurin, ≧ 10^4 Keime/ml Katheterurin bzw. jegliche Keimzahl bei Blasenpunktion, oder
3. Pyurie von mehr als 10 Leukozyten pro Gesichtsfeld bei ca. 1000facher Vergrößerung im nichtzentrifugierten Urin, sofern die mikroskopische Untersuchung des Urins bei Aufnahme negativ war (alternativ mehr als 50 Leukozyten pro µl Mittelstrahlurin). Bei bereits bestehender Harnweginfektion gilt ein Erregerwechsel als weitere nosokomiale Harnwegsinfektion.

B. *Asymptomatische Harnweginfektion:*

Keimzahl von mehr als 100000 Keimen pro ml Mittelstrahlurin ohne vorangegangene bzw. bereits bestehende klinische Zeichen einer Infektion (alternativ ≧ 10000 Keime pro ml Katheterurin bzw. jegliche Keimzahl bei Blasenpunktion), sofern eine vorangegangene bakteriologische Urinuntersuchung ohne gleichzeitige Antibiotikatherapie negativ war.

C. *Wundinfektion:*

Jede eitrige postoperative Wundinfektion, und zwar unabhängig davon, ob Erreger aus dem Eiter isoliert wurden oder nicht.

D. *Pneumonie:*

1. Klinische Zeichen und Symptome einer Pneumonie (z. B. Husten, pleuritisches Reiben, Schmerzen im Bereich des Thorax, Fieber, feuchte Atemgeräusche usw.)
2. Eitriges Sputum (mit bzw. ohne Erregernachweis im Sputum)
3. Röntgenaufnahme mit Hinzeichen auf entzündliche Infiltrationen
4. Fieber.

   Superinfektionen werden dann als neue Krankenhausinfektion gewertet, wenn ein weiterer, bisher nicht isolierter Erreger aus dem Sputum gezüchtet wird und klinische und radiologische Hinweiszeichen dafür sprechen, daß der neu isolierte Erreger für die Verschlechterung des Zustandes des Patienten verantwortlich ist.

E. *Sepsis:*

Positive Blutkulturen mit klinischen Zeichen einer Sepsis (Fieber, Leukozytose, Schüttelfrost, Blutdruckabfall, Thrombozytenabfall usw.)

2.3. Mikrobiologische Untersuchungen bei Krankenhausinfektionen

2.3.1. Erfassung von Krankenhausinfektionen

Die Krankenhausinfektionen werden nach einheitlichen Kriterien (Tabelle 2.14) erfaßt, z. B.: eine Harnwegsinfektion ist dann krankenhauserworben, wenn nach einer vorausgegangenen negativen Urinkultur eine positive (≧ 10^5 Keime/ml) auftritt. Zur Erfassung von Krankenhausinfektionen hat daher die bakteriologische Untersuchung eine extreme Bedeutung (Tabelle 2.15). Wenn sie versäumt wird, kann eine Infektion nicht diagnostiziert und erfaßt werden. Daher sind routinemäßig folgende bakteriologische Untersuchungen zu fordern: (Technik der Materialabnahme – s. 2.2.).

2.3.2. Klärung der Epidemiologie von Krankenhausinfektionen

Zur Aufdeckung von epidemischen Ausbreitungen von Krankenhausinfektionen sind entsprechende bakteriologische Untersuchungen unerläßlich. Der Erreger, der als Ursache epidemischer Krankenhausinfektionen angesehen wird, muß nicht nur von allen erkrankten Patienten, sondern auch, wenn nötig, vom Krankenhauspersonal isoliert werden. Bei Stations- oder Krankenhausepidemien ist eine enge Zusammenarbeit mit dem mikrobiologischen Labor und – falls vorhanden – mit der Hygienefachschwester und dem Krankenhaushygieniker ganz besonders wichtig. Alle isolierten Krankheitserreger müssen für eine bestimmte Zeit aufbewahrt werden, damit durch entsprechende Typisierungen (z.B. Phagen-Typisierung von Staphylococcus aureus) die Identität der Erreger nachgewiesen werden kann. Wenn sich z.B. die von 10 Patienten mit Staphylococcus aureus-Wundinfektionen isolierten Erreger als identische Phagentypen erweisen, und man den gleichen Keim auch noch aus dem Nasen-Rachen-Raum und von den Händen der Pflegepersonen bzw. der operierenden Chirurgen isolieren kann, so handelt es sich mit an Sicherheit

Tabelle 2.15. Bakteriologische Untersuchungen zur Erfassung der häufigsten nosokomialen Infektionen

Infektionen	Was?	Wann?	Beachte:
A. Harnweginfektion	Mittelstrahlurin od. Blasenpunktion od. Katheterurin	Sofort nach: Katheterisieren Katheterlegen Blasenpunktion	Keine Blasenkatheterspitze einsenden. Entnahme unmittelbar nach Katheterlegen od. Blasenpunktion bei Auftreten von Symptomen (trüber Urin, Leukozyturie usw. unklarem Fieber; einmal wöchentlich routinemäßig, solange der Katheter, bzw. die suprapubische Harndrainage liegt) vor und einige Tage nach Entfernen des Katheters.
B. Atemweginfektion	Sputum, besser Bronchial-/Trachealsekret (Kultur und mikrosk. Präparat)	Vor Beginn einer Beatmungstherapie; während der Therap. besonders, wenn klinische Symptome bestehen.	Keine Trachealkanüle einsenden! Entnahme unmittelbar nach Intubation: routinemäßig 1 ×/Woche: bei unklarem Fieber, Tracheitis, Pneumonie, eitrigen Trachealsekret 2 ×/Woche.
C. Wundinfektion	Abstrich Eiter	Bei Auftreten von klinischen Symptomen u./od. Eiterung aus der Wunde.	Abstrich aus der Tiefe. Transport am besten in Transportmedien (besonders: bei gynäkol.- und Darmoperationen).
D. Sepsis	Blut Venenkatheterspitze (bei Verdacht auf Kathetersepsis). Eventuell Infusionsflüssigkeit	Bei Auftreten von Symptomen; unklarem Fieber; Beatmungspneumonie, Meningitis.	Blut wenn möglich nie aus Venenkatheter entnehmen! Sorgfältige Hautdesinfektion!

grenzender Wahrscheinlichkeit um eine Staphylococcus aureus-Epidemie in der betreffenden Klinik. Sind die Erreger unterschiedlich, liegt wahrscheinlich keine Epidemie vor. Bei wiederholt auftretenden Pseudomonas aeruginosa-Infektionen (z.B. Pneumonien, Wundinfektionen usw.) wird man stets den Erreger nicht nur im Stuhl des Patienten, sondern auch vor allem in Flüssigkeiten in der Umgebung des Patienten suchen, da sich Pseudomonas vorwiegend in Flüssigkeiten vermehren kann. Dagegen wird man bei Wundinfektionen, hervorgerufen durch Streptokokken der Gruppe A, nie in der unbelebten Umgebung des Patienten nach diesen Keimen suchen, sondern nur beim Personal (Nasen-Rachen-Raum, Rektum), da Streptokokken sich in der unbelebten Umgebung des Patienten praktisch nicht vermehren können.

Eines der wichtigsten Erregerreservoire für Krankenhausinfektionen ist die Stuhlflora von Patienten und Personal

1. Rasches Erfassen und Erkennen von Infektionen auf der Station sind wichtig für die Verhütung von nosokomialen Infektionen.
2. Sofortige bakteriologische Untersuchung von Untersuchungsmaterialien infizierter Patienten (Datensammlung).
3. Bei einheitlicher Keimspezies auf Ausbreitung achten.
4. Abklärung, ob es sich um eine Epidemie handeln könnte.
5. Aufbewahrung von Materialien zur Abklärung der Epidemie, z.B. Nahrung, Infusionsflaschen.
6. Gezielte mikrobiologische Untersuchungen:

Bei Stationsendemien (z.B. bei Staphylococcus-aureus-Infektionen, Abszessen, Pneumonien durch Pseudomonas aeruginosa oder Klebsiella pneumoniae) sind gezielte bakteriologische Untersuchungen notwendig.

Beispiele:

a) Pseudomonas-aeruginosa-Infektionen: Suche nach Keimen im Verneblerwasser, demineralisierten Wasser, Kochsalzlösungen, Eis zur Kühlung von Patienten, Trinkwasser, Badewasser, Anfeuchtungswasser von Beatmungsgeräten usw.

b) Staphylococcus-aureus-Infektionen: Suche nach Eiterpusteln oder Abszessen an Fingern, Gesicht, Genitalregionen bei Patienten und Personal, evtl. Nasen-Rachen-Abstriche bei Patienten und Personal, Suche nach Keimträgern im Operationssaal usw.

c) Klebsiella pneumoniae-Infektionen: Suche nach Erregern im Trachealsekret, im Stuhl der Patienten, in Infusionen, Anfeuchtungswasser, Beatmungsgeräten usw.

d) Salmonella-Infektionen: Suche nach Keimen im Stuhl von Patienten und Personal, in Nahrungsmitteln, Wunden usw.

e) Shigellainfektionen: Suche nach Keimen in Nahrungsmitteln, Stuhl von Patienten und Personal

f) E.. coli, Proteus, Serratia marcescens-Infektionen: Suche nach Keimen im Stuhl, in Anfeuchtungswasser, Flüssigkeiten, Infusionen usw.

2.3.3. Verhütung von Krankenhausinfektionen

A. Regelmäßige mikrobiologische Untersuchungen, auch auf Intensivstationen, z.B. zur:

a) Überprüfung von Heißluft, Dampf- und Gassterilisatoren (s. Seite 49).

b) Überprüfung des Desinfektionserfolges: ca. 1 × monatlich sollte die Desinfektionswirkung von Desinfektionsapparaten (z.B. Aseptor) und von chemischen Desinfektionsmitteln (sog. „Kaltsterilisation“) überprüft werden. Die entsprechenden Methoden sollten mit dem mikrobiologischen Labor abgestimmt werden. Immer wieder wurde die Erfahrung gemacht, daß sich bei der Desinfektion vor allem mit chemischen Desinfektionsmitteln Fehler einschleichen, so daß das desinfizierte Material manchmal nach der Desinfektion keimhaltiger ist als vorher.

c) Überprüfung der Keimzahl in Dialysewasser: Die Keimzahl in Dialyseflüssigkeiten sollte 10^3 Bakterien/ml nicht überschreiten. Keimwachstum in Dialyseflüssigkeiten bedeutet immer auch Bakterienzerfall mit Entstehung von Endotoxinen, welche die Dialysemembran durchdringen und beim Patienten Fieber hervorrufen können.

d) Beim Dialysepersonal muß in regelmäßigen Abständen HBs-Ag (s. S. 69) bestimmt werden.

B. Regelmäßige mikrobiologische Untersuchungen, die für Intensivstationen nicht unbedingt erforderlich sind, aber in jeder Klinik durchgeführt werden müssen:

a) Aqua demineralisata, Trinkwasser.

b) Muttermilch, Milch hergestellt in der Milchküche, Sondennahrung.

c) Küchenpersonal: Stuhluntersuchung auf Typhus, Paratyphus-Enteritis Salmonellen und Yersinia enterocolitica sollten bei Einstellung des Personals sowie nach Rückkehr aus dem Urlaub, bei Symptomatik des Bediensteten oder eines Familienangehörigen durchgeführt werden.
Bei Streptokokken-A-Erkrankungen des Bediensteten (z.B. Angina, Scharlach) sollte eine 10tägige Penicillin-V-Therapie vor Wiederzulassung zur Arbeit erfolgen, bei Erkrankung eines Familienmitgliedes eine 24-stündige Penicillin-V-Behandlung bzw. ein negativer bakteriologischer Rachenabstrich vorliegen.

d) Wäscherei, Waschmaschinen, die zur Desinfektion von Instrumenten, Schuhen usw. verwendet werden.

C. Ungezielte Abklatschuntersuchungen:
Auf ungezielte Abklatschuntersuchungen der unbelebten Umgebung von Patienten und Personal sollte wegen des fehlenden Aussagewertes verzichtet werden: sie sind größtenteils Zeit- und Geldverschwendung.
Dagegen können Abklatschuntersuchungen erfolgreich zur Motivation des Personals (Sichtbarmachung der mikrobiellen Umwelt, Demonstration der unzureichenden Händedesinfektion, Demonstration von unzureichender Hausreinigung und Desinfektion usw.) eingesetzt werden.
Von nahezu allen Reinigungsfirmen und Desinfektionsmittelfirmen werden Abklatschuntersuchungen empfohlen, meist jedoch sind sie vollkommen unnötig. Gelder, die für Abklatschuntersuchungen, wie sie auch zahlreiche private Institute, die auf dem Gebiet der Krankenhaushygiene tätig geworden sind, anbieten, können wirkungsvoller und vor allem sinnvoller auf anderen Gebieten verwendet werden.

D. Mikrobiologische Untersuchungen der Luft:
Regelmäßige Luftuntersuchungen auf Intensivpflegestationen sind überflüssig. Die Luft als Überträger von Erregern von Krankenhausinfektionen spielt eine untergeordnete Rolle.

2.4. Literatur

1. Klinische Visite, Bildtafeln Thomae Nr. 105, Bakterielle Infektionen, Prof. Dr. I. Braveny
2. Wallhäußer KH (1978) Sterilisation-Desinfektion-Konservierung, 2. Aufl. Thieme, Stuttgart
3. Lennartz H (1980) Virologische und serologische Grundlagen in der Diagnostik von Viruskrankheiten. In: Bachmann et al. (Hrsg) Pädiatrie in Praxis und Klinik, Bd II. Thieme Stuttgart
4. Sell S (1977) Immunologie, Immunpathologie und Immunität. Verlag Chemie, Weinheim
5. Hallmann L, Burkhardt F (1974) Klinische Mikrobiologie, 4. Aufl. Thieme, Stuttgart
6. Großgebauer K, Langmaack H, Trost U (1977) Klinische Synopse No. 3, Gewinnung und Verarbeitung von mikrobiologischem Untersuchungsmaterial. AVD-Druckerei, Klinikum Steglitz, Berlin
7. Daschner F (1980) Infektionskontrolle in Klinik und Praxis. Witzstrock, Baden-Baden Köln New York
8. Parker MT (1978) Hospital-acquired infections: guidelines to laboratory methods. WHO-Regional-Publications, European Series No. 4, Copenhagen
9. Rauffer von J (1976) Mikrobiologische und hygienische Probleme einer Intensivstation. Möglichkeiten zur Erfassung von Parametern einer beginnenden bakteriellen Infektion. Inaugural-Dissertation, Berlin
10. Werner HP (1979) Krankenhausinfektionen – Entstehung und Bekämpfung. Zentralbl Bakteriol [Orig B] 168:37
11. Lowbury EIL, Ayliffe, GAI, Geddes AM, Williams ID (1976) Control of hospital infection. Chapman and Hall, London
12. Barret-Connor E (1978) Nosocomial infection, definitions and magnitude. In: Epidemiology for the infection control nurse. The CV Mosby Company Saint Louis
13. Großgebauer K, Langmaack H, Kerner H, Trost U (1978) Klinische Synopse, Krankenhausinfektionen, Erkennung, Verhütung und Behauptung. Herausgegeben mit Unterstützung der Firma Lysoform, Berlin

3. Sterilisation und Desinfektion

Sterilisations- und Desinfektionsverfahren werden wirkungsvoll bei der Vernichtung von Infektionserregern eingesetzt. Sie spielen damit in der Verhütung von Infektionen und deren Ausbreitung eine bedeutende Rolle.

3.1. Allgemeine Einführung

Da Infektionserreger vorwiegend aus Eiweiß, Wasser und Nukleinsäuren bestehen, werden solche Methoden als Sterilisations- und Desinfektionsverfahren eingesetzt, die diese Grundstrukturen zerstören. Das Wirkungsprinzip dieser Maßnahmen kann physikalischer oder chemischer Natur sein oder eine Kombination beider. Der Erfolg der Methode ist direkt abhängig von zwei Wirkungsgrößen: der physikalischen oder und der chemischen und deren Einwirkungsdauer auf die Infektionserreger. Diese beiden Parameter werden experimentell im Labor ermittelt und dürfen daher in der Praxis nicht willkürlich geändert werden.

Gemindert werden kann der Erfolg einer dieser Maßnahmen durch eine hohe Ausgangskeimzahl auf den zu desinfizierenden oder sterilisierenden Gegenständen sowie durch Serum- oder Blutbestandteile, die als Schutzhülle für die Infektionserreger fungieren und das abtötende Agens nicht an die Keime heranlassen. Deshalb ist die Vorreinigung des Gutes für den Erfolg einer Desinfektions-/Sterilisationsmaßnahme von großer Wichtigkeit.

3.2. Definitionen

Wird ein Gegenstand von allen vermehrungsfähigen Mikroorganismen in ihrer vegetativen und in Dauerform (bakterielle Spore) befreit, dann ist er steril. Alle Methoden, die dieses Ziel erreichen, sind Sterilisationsverfahren. Bei Desinfektionsverfahren wird dieser absolute Anspruch nicht erhoben. Es werden zwar alle Infektionserreger in vegetativer Form abgetötet, bakterielle Sporen als die Dauerform von Bakterien jedoch nicht. (Zu den bakteriellen Sporenbildnern gehören z. B. die Erreger des Gasbrandes, des Tetanus und des Botulismus.) Die Sporen stellen insofern potentielle Infektionserreger dar, als aus ihnen der Erreger wieder auswachsen kann. Auf Grund ihres komplizierten Aufbaues können sie nur durch Sterilisationsverfahren abgetötet werden und nicht durch Verfahren der Desinfektion.

Reber schlägt folgende Definition des Desinfektionsbegriffes vor:

Desinfektion ist gezielte Entkeimung bestimmter unerwünschter Mikroorganismen mit dem Zweck, deren Übertragung durch Eingriffe in deren Struktur oder Stoffwechsel unabhängig von ihrem Funktionszustand zu verhindern.

3.3. Allgemeines zum Einsatz von Desinfektions- und Sterilisationsverfahren

Welches Material muß steril sein? Alles, was unter Verletzung der natürlichen Schutzbarrieren (z. B. Haut, Schleimhaut) an oder in den Patienten gelangt, also Material für Operationen, zum Katheterisieren, zum Verbinden von Wunden etc. Ebenso sollte Material steril sein, das zur Versorgung, z. B. von Patienten mit großflächigen Verbrennungen oder nach Transplantationen dient.

Desinfiziert werden muß das Material, welches kontaminiert, d. h. mit Infektionserregern behaftet ist. Es muß in einen Zustand versetzt werden, daß es nicht mehr „infizieren“ kann, d. h. nicht das Personal, das dieses Material aufbereitet und nicht den Patienten, bei dem dieses wiederverwendet werden soll.

3.4. Verfahren zur Desinfektion und Sterilisation

3.4.1. Physikalische Verfahren (Hitze)

Die wichtigsten Verfahren zur Sterilisation und Desinfektion beruhen auf der Wirkung von Hitze in Form von *Wasserdampf* und heißer *Luft*.
Die experimentellen Grundlagen hierfür lieferten die Untersuchungen von Konrich über die Resistenz von Mikroorganismen gegenüber Wasserdampf und heißer Luft (Tabelle 3.1).
Konrich teilt die Mikroorganismen in vier Resistenzstufen ein. In der Stufe I und II befinden sich diejenigen Erreger, die am empfindlichsten gegenüber den beiden physikalischen Größen sind. So lassen sich Viren, Pilze, Pilzsporen und die vegetativen Formen von Bakterien bereits bei Wasserdampf von 85° C und einer Einwirkungszeit von 5 min, bzw. von 108° C und 60 min abtöten, bzw. mit Heißluft von 110° C und 20 min, bzw. von 120° C und 10 min. In der Resistenzstufe I und II werden die Sporen der Clostridien (Erreger des Gasbrandes, Tetanus, Botulismus) nicht erfaßt; es handelt sich somit nach der oben angegebenen Definition um ein Desinfektionsverfahren. Mit Wasserdampf von z. B. 120° C bei 1 bar Überdruck und 10 min Einwirkungszeit wird außer der Resistenzstufe I und II auch die Stufe III erfaßt, d. h. z. B. auch die Clostridiensporen. Es handelt sich somit um Sterilisation.
Konrich beschreibt noch eine vierte Resistenzstufe, die jedoch für die Praxis keine Bedeutung hat. Diese Sporen keimen erst bei einer Temperatur von 55–64° C aus, die bei Menschen niemals erreicht wird.
Folgende physikalische Verfahren, die in der Klinik üblich sind, sollen kurz beschrieben werden:

Tabelle 3.1. Einteilung der Mikroorganismen, Viren und Pilzen nach ihrer Empfindlichkeit gegenüber Dampf und Heißluft (Resistenzstufen nach Konrich)

			Stufe	Dampf		Heißluft	
				Temperatur	Einwirkungszeit	Temperatur	Einwirkungszeit
Absolute Sterilisation	Medizinische Sterilisation	Desinfektion	I. Alle vegetativen Formen von Bakterien, Viren (außer Hepatitis) Pilze Pilzsporen	80° C	5 min	110° C	20 min
			II. Milzbrandsporen Hepatitisviren	100° C 108° C	60 min	120° C	10 min
			III. Clostridiensporen	120° C–1 bar Überdruck–10 min 134° C–2 bar Überdruck–8 min 144° C–3 bar Überdruck–6 min		160° C 180° C	120 min 30 min
			IV. Höchstthermophile Sporen	stundenlanges Autoklavieren (ca. 10 h)			

3.4.1.1. Das Dampfströmungsverfahren nach Küster und Hartmann. Dieses wird vor allem zur Desinfektion von Porzellan, Glas, Federkern- oder anderen Matrazen verwendet. Es arbeitet mit einer Wasserdampftemperatur von 75° C bzw. 105° C und einer Einwirkungszeit von 20–30 min.

Anmerkung: In Zukunft wird auf die Dampfdesinfektion (thermische Desinfektion) mehr Wert gelegt werden müssen. Diese Verfahren sind billig, sehr zuverlässig und vor allen Dingen ohne toxische Nachwirkungen für Patienten und das Personal, was für die zur Zeit noch verwendeten Desinfektions- bzw. Sterilisationsverfahren (z. B. mit Formalin oder Äthylenoxid) nicht zutrifft. Sehr viele Anaesthesiezubehörteile z. B. sind thermisch desinfizierbar.

3.4.1.2. Der Autoklav. Der Autoklav arbeitet mit gesättigtem, gespanntem Wasserdampf, der auf bestimmte Temperaturen erhitzt wird. Seine Wirkung am Sterilisiergut entfaltet er durch Freisetzung von Energie bei der Kondensation zu Wasser. Diese Energie tötet die Resistenzstufen I, II und III von Mikroorganismen ab, es handelt sich hier um ein Sterilisationsverfahren. Dieses hat jedoch nur Erfolg, wenn alle Parameter erfüllt sind (gesättigter, gespannter Dampf, Temperatur und Einwirkungszeit, der sog. Sterilisierzeit).

Die Betriebszeit des Autoklaven setzt sich aus folgenden Zeiten zusammen: der *Anheizzeit,* das ist die Zeit, die notwendig ist, um die nötige Dampftemperatur zu erreichen, also z. B. 120° C. Diese Zeit läßt sich (für die Praxis sehr wichtig) dadurch verkürzen, daß im Krankenhaus Wasserdampf über eine Zentralleitung angeliefert wird.

Nach der Anheizzeit folgt die *Ausgleichszeit.* Das ist die Zeit, die notwendig ist, um die Sterilisiertemperatur überall im Apparat zu erreichen. Sie ist in ihrer Länge abhängig vom Vorhandensein von Luft. Luft ist ein schlechter Wärmeleiter und wirkt daher wie ein „Hemmschuh". Der Dampf wird nur sehr schwer die Luft aus dem Apparat vertreiben können. Deshalb versucht man mit Vakuumpumpen diese Luft vorher fast vollständig abzusaugen. Dadurch kann man die Zeit verkürzen.

Wenn die Sterilisiertemperatur überall in der Kammer erreicht ist, beginnt die *Sterilisierzeit.* Diese ist festgelegt und darf nicht geändert werden! Als letzte Zeit folgt dann die *Abkühlzeit,* die man durch eine eingebaute Wasserkühlung verkürzen kann.

Bei der Bedienung des Autoklaven können sich Fehler einschleichen, die den Sterilisiererfolg verhindern können; deshalb sollen einige solcher Fehlermöglichkeiten aufgeführt werden:

Fehler bei der Vorbereitung des Sterilisiergutes:

1. Durch ungenügende Vorreinigung des Gutes wird die Keimzahl nicht genügend reduziert, so daß eine Sterilisation nicht erfolgen kann.
2. Durch Schleim-, Blut- und Serumreste, besonders in englumigen Schläuchen, werden Bakterien eingehüllt und entziehen sich so dem abtötenden Wasserdampf.
3. Bei der Verwendung von zu porösem Material (z. B. Wäsche, die sehr häufig sterilisiert worden ist, wird porös!) wird der kondensierende Wasserdampf nicht aufgesogen, und es bildet sich Wasser. Dieses Wasser erreicht aber nicht die Temperatur, die zur Sterilisation notwendig ist, so daß die Wäsche nicht steril werden kann.
4. Auch bei der Sterilisation von Metallen, besonders Instrumenten, kann sich Kondenswasser bilden, wenn das Gewicht pro Sieb 7,5–8 kg übersteigt.
5. Werden Trommeln als Behälter benutzt, dann muß darauf geachtet werden, daß die Filter regelmäßig gewechselt werden (braun-schwarze Verfärbung). Durch Verfilzung dieser Filter ist es dem Dampf nicht möglich, in das Innere zu gelangen.
6. Die Verpackung des Gutes muß so gewählt sein, daß sie die Luft entweichen und den Dampf hinein läßt. Die Verpackung muß das Sterilisiergut für möglichst lange Zeit keimfrei halten.

Fehler bei der Beschickung des Autoklaven:

1. Der Innenraum darf nicht zu dicht beschickt werden, weil dann der Dampf nicht alle Stellen erreicht.

2. Es dürfen nur Behälter verwendet werden, die dem Dampf das Eindringen ermöglichen (z. B. müssen Büchsen für Pipetten Löcher enthalten).
3. Die Innenwände des Apparates dürfen nicht berührt werden. Hier tritt meistens der Dampf aus bzw. streicht am Gut vorbei und treibt die Luft nach unten aus. Es dürfen keine Luftinseln zurückbleiben, da in diesen die Sterilisiertemperatur nicht erreicht werden kann.

Fehler bei der Bedienung des Autoklaven:
1. Eine Änderung der festgesetzten Sterilisierzeit und der notwendigen Temperatur darf nicht vorgenommen werden!
2. Bei älteren, nicht automatisch ablaufenden Apparaten muß der Wasserstand kontrolliert werden. Bei ungenügendem Wasserangebot kann kein gesättigter Wasserdampf in der Kammer entstehen.

In Tabelle 3.2 sind nochmals die wichtigsten Daten über Autoklaven zusammengestellt.

3.4.1.3. Der Heißlüfter

Dieser Apparat arbeitet mit heißer Luft. Heiße Luft entzieht den Mikroorganismen das lebensnotwendige Wasser. Es kommt zu einem Röstprozeß. Bei einer Temperatur von 180° C und einer Einwirkungszeit von 30 min (bzw. bei 160° C und 2 h) werden Mikroorganismen der Resistenzstufen I, II und III erfaßt, d. h. das Material wird sterilisiert. Werden niedrigere Temperaturen verwendet, können nur Mikroorganismen der Resistenzstufen I und II abgetötet werden. Hierbei würde es sich dann um ein Desinfektionsverfahren handeln. Deshalb dürfen Temperatur und auch Zeit bei einem Heißlüfter, der sterilisieren soll, nie geändert werden.

Die häufigste Fehlerquelle bei einem Heißlüfter sind verbleibende Luftinseln, in denen die notwendige Sterilisiertemperatur nicht erreicht wird.

Sterilisiert werden Objekte, die trocken sind, also keine Flüssigkeiten. Bei Instrumenten oder Spritzen ist darauf zu achten, daß die Lötstellen ca. 200° C aushalten müssen. Das Gut muß allseitig von einer heißluftbeständigen Verpackung umgeben sein (also kein Papier). Die Verpackungseinheiten dürfen nicht übereinander liegen, sonst müssen Gefäße mit perforierten Böden benutzt werden.

> **Merke:**
> Heißluftapparate sind technisch sehr unzuverlässig (Luftinseln!). Dampfsterilisation ist zuverlässiger, deshalb Dampfsterilisation bevorzugen!

Tabelle 3.2

Autoklav = Wirkungsprinzip: Wasserdampf gesättig/gespannt

bestimmte Einwirkungsdauer

bestimmte Temperatur

Betriebszeit des Autoklaven:
Anheizzeit
\+ Ausgleichszeit
\+ Sterilisierzeit
\+ Abkühlzeit

Sterilisierzeiten: 120° C–1 bar Überdrück – 10 min
134° C–2 bar Überdruck – 8 min
144° C–3 bar Überdruck – 6 min

Merke: Sterilisierzeiten dürfen nie geändert werden, da sonst keine Sterilität erreicht wird.

Faktoren, die die Abtötung von Mikroorganismen durch FEUCHTE HITZE beeinflussen:
1. Art der Mikroorganismen
2. Funktionszustand (vegetative Form, Sporen, mit oder ohne Schutzhülle)
3. Ausgangs-Keimzahl
4. Temperatur
5. Einwirkungszeit

Fehlerquellen:
1. zu wenig Wasser im Apparat
2. zu poröses Material
3. zu dichte Beschickung
4. Luftinseln
5. falsche Verpackung
6. verbrauchte Filter in den Trommeln
7. zu hohes Gewicht, z. B. bei Leichtmetall (Instrumente)

Vorteile	*Nachteile*
kurze Betriebszeit	feuchtes Sterilisiergut
relativ niedrige Temperatur	hohe Anschaffungskosten
preiswert, sehr sicher!	hoher Aufwand für Betriebssicherung

3.4.2. Chemische Verfahren

3.4.2.1. Gase

Formalin. Mit Formaldehyd, einem stechend riechenden, farblosen Gas, kann man desinfizieren und sterilisieren. Formaldehyd-Sterilisatoren werden z. B. in den skandinavischen Ländern sehr häufig eingesetzt für Materialien, die nicht mit Dampf oder Heißluft zu sterilisieren sind, d. h. thermolabiles Gut. Bei uns in Deutschland wird dafür überwiegend das Äthylenoxid-Verfahren eingesetzt. Die Formaldehyd-Sterilisation arbeitet bei einer Temperatur von 80–84° C und 2 h Einwirkungszeit bzw. bei niedrigeren Temperaturen und längerer Einwirkungszeit.
Bei der Formalin-Verdampfung handelt es sich um Desinfektion. Sie wird heute nur noch selten zur Raumdesinfektion bei Krankheiten eingesetzt, die nach dem Bundesseuchengesetz (§ 39) meldepflichtig sind (z. B. Pocken). Sie sollte bei Krankenhausinfektionen nicht mehr durchgeführt werden. Hier genügt eine gründliche Scheuer-Wisch-Desinfektion. Häufig wird zur Desinfektion von Anaesthesiezubehör das Formaldehyd-Aerosol-Verfahren eingesetzt (sog. „Aseptor"). Aerosole desinfizieren nur Oberflächen, deshalb dürfen Schläuche z. B. nicht verschlossen sein. Erfolgreich kann diese Form der Desinfektion nur sein, wenn genügend Feuchtigkeit in der Kammer vorhanden ist. Ebenso müssen die Geräte etc. sehr gut vorgereinigt sein, da sonst keine zuverlässige Desinfektion erfolgen kann.

Äthylenoxid (ÄO). Mit Äthylenoxid sollten nur Geräte oder Gegenstände sterilisiert werden, die mit Heißluft oder Dampf nicht zu sterilisieren sind. Der Vorteil der Gassterilisation liegt vor allem in der Anwendbarkeit bei niedrigen Temperaturen; Nachteile sind die große Störanfälligkeit und vor allem die Toxizität des Gases selbst.
Bei der Vorbereitung, der Durchführung und der Aufbewahrung sterilisierbaren Materials sind folgende Punkte zu beachten:

Vorbereitung

a) Kontaminierte Gegenstände oder Materialien müssen vor einer Gassterilisation erst desinfiziert und anschließend gründlich gereinigt werden. Äthylenoxid kann Hüllen, Blut oder Schleim schlecht bzw. überhaupt nicht durchdringen, sondern muß direkt auf die Bakterien oder auf andere Mikroorganismen einwirken können. Die Abtötung erfolgt dabei durch Veränderung des Proteins sowie von Ribonukleinsäuren.
   In Hohlräume (Herzkatheter), die durch Blut, Schleim oder ähnliches verstopft sind, kann das Gas nicht eindringen; es erfolgt somit keine Sterilisation.
b) Zur Spülung von Gegenständen oder Materialien sollte möglichst demineralisiertes Wasser verwendet werden, da Leitungswasser hohe Mineralienkonzentrationen enthalten kann, die bei der Gassterilisation auskristallisieren können. Die Kristalle können eine Schutzhülle um Mikroorganismen bilden, so daß das Gas nicht an diese gelangt.
c) Das Sterilisiergut muß vor der Sterilisation trocken sein, zur Sterilisation selbst ist jedoch eine bestimmte relative Luftfeuchtigkeit notwendig. Diese wird vom richtig funktionierenden Gerät selbst erzeugt.
d) Die Verpackung muß durchlässig für Äthylenoxid sein und gleichzeitig eingeschlossene Luft entweichen lassen. Außerdem muß die Verpackung für die Lagerung keimdicht sein, um eine Rekontamination zu vermeiden. Am besten eignen sich Papier-Klarsichtfolien. PVC-Folien sind als Verpackungsmaterial nicht geeignet.

Die Lagerung von gassterilisiertem Material kann unbegrenzt sein, sofern keine Risse in der Verpackung auftreten oder Feuchtigkeit eindringen kann. Über die möglichen Lagerungszeiten geben die Hersteller der entsprechenden Verpackungsmaterialien Auskunft. Im allgemeinen sollte jedoch papier-folienverpacktes Material innerhalb von höchstens 6 Monaten aufgebraucht werden.

> **Merke:** Auf jede Verpackung gehört das Datum der Sterilisation. Optimal ist es, gleichzeitig das Verfallsdatum anzugeben.

Entlüftungszeiten. Durch ÄO-Reste an den Materialien nach der Sterilisation können beim Patienten toxische Reaktionen ausgelöst werden. Deshalb ist es absolut notwendig, daß die sterilisierten Gegenstände gelagert, d. h. entlüftet werden. Nach Adam werden folgende Zeiten angegeben:

Für Gegenstände, die nicht länger als 30 min mit Gewebe, Blut, Haut oder Schleimhaut in Berührung kommen:

1) Metallinstrumente 4 h
2) Gegenstände aus Gummi oder Plastik 24 h

Für Gegenstände, die länger als 30 min mit Gewebe, Blut, Haut oder Schleimhaut in Berührung kommen:

1) Metallinstrumente 24 h
2) Gegenstände aus Gummi oder Plastik 1 Woche
3) Herz-Lungen-Maschinenteile, Implantate 2 Wochen.

Bei verschiedenen neueren Gassterilisationsverfahren (Unterdruckverfahren, Sterivac-Verfahren) sind in Kombination mit einem Entlüftungsschrank kürzere Entlüfungszeiten möglich.

Resterilisation von Einmalmaterial mit Äthylenoxid. Viele Einwegmaterialien (z. B. Herzkatheter) sind so teuer, daß man versucht, durch Resterilisation mit Äthylenoxid die Kosten so niedrig wie möglich zu halten. Bis heute ist jedoch noch nicht eindeutig geklärt, ob bei dem Material, welches mit Gammastrahlen sterilisiert wurde, durch Resterilisation mit Gas toxische Substanzen entstehen, die evtl. zu Nebenwirkungen bei Patienten führen können. Wenn irgendwie möglich, sollte daher Einwegmaterial, insbesondere solches, das mit Gammastrahlen sterilisiert wurde, nicht mehr mit Gas resterilisiert werden. Wird aus Kostengründen resterilisiert, so muß durch entsprechende bakteriologische Untersuchungen gesichert werden, daß das resterilisierte Material steril ist. Die Hersteller von Einwegmaterial übernehmen bei Resterilisation keine Garantie.

Merke:
Bei Neuanschaffungen von Materialien, Geräten und Instrumenten solche bevorzugen, die autoklaviert werden können. Material nur dann mit Äthylenoxid sterilisieren, wenn sicher ausgeschlossen ist, daß eine Dampfsterilisation nicht durchgeführt werden kann.

3.4.2.2. Andere chemische Wirkstoffe. In diese Gruppe gehören die am häufigsten angewendeten Desinfektionsverfahren in der Klinik.

Eine Sterilisation auf chemischer Basis ist nicht möglich, da es bisher keine chemische Wirkstoffgruppe gibt, die die Forderung an ein Sterilisationsverfahren in der Praxis erfüllt.

Die Anwendungsgebiete für die wichtigsten chemischen Desinfektionsverfahren sind in Tabelle 3.3 zusammengefaßt.

Auch die chemische Desinfektion soll eine Abtötung der Infektionserreger bewirken. Diese Wirkung ist abhängig von der Konzentration, Einwirkungszeit und von dem Anwendungsgebiet, d. h. man kann nicht willkürlich eine dieser Komponenten in der Praxis verändern. Leider hat sich aber gezeigt, daß dieses nicht der Fall ist, sondern z. B. Desinfektionsmittel für Instrumente benutzt werden, die für diese gar nicht vorgesehen sind, z. B. quartäre Ammoniumbasen (sogar in einem Universitätsklinikum). Diese können mit ihrem hohen Eiweiß- und Seifenfehler gerade bei verschmutzten Instrumenten sehr unsicher wirken.

Zur Orientierung, welche chemische Mittel als Desinfektionsmittel anerkannt und wie sie anzuwenden sind, dienen zwei Listen, die solche Mittel angeben, die nach genormten Methoden geprüft und daraufhin als wirksames Desinfektionsmittel beurteilt worden sind.

Diese Listen sind

a) die Liste des Bundesgesundheitsamtes (BGA) (Tabelle 3.4), die Mittel enthält, die bei behördlich angeordneten Desinfektionsmaßnahmen genommen werden

Tabelle 3.3. Aufgaben und Anwendungsgebiete

Indikationsgebiete	Aufgaben
Händedesinfektion	Bekämpfung des infektiösen Hospitalismus
a) hygienische	a) Feuchtstellen (stagnierendes Wasser) z. B. Pseudomonas aeruginosa und Klebsiellen
b) chirurgische	
Flächendesinfektion	b) Gegenstände, Betten, Matratzen, Fußboden, Flur, fahrbare Geräte, Hände: z. B. Staphylococcus aureus
a) bei Tuberkulose	
b) bei Pilzerkrankungen	
c) bei Staphylokokkenhospitalismus	Laufende Desinfektion und Schlußdesinfektion im Rahmen der behördlich angeordneten Entseuchungen:
d) bei bakteriellen Darmerkrankungen, außer Tuberkulose	
Sputumdesinfektion	a) Schutz vor Superinfektion
Stuhldesinfektion	b) Schutz des Arztes und des ärztlichen Hilfspersonals
Urindesinfektion	
Wäschedesinfektion	Schutz des Arztes und des ärztlichen Hilfspersonals vor Infektionen durch kontaminierte Instrumente: z. B. Hepatitis infectiosa, Unterstützung des aktuellen Infektionsbekämpfungsprogramms
Wasch- und Badewasserdesinfektion	
Desinfektion von Eß- und Trinkgeschirr	
Instrumentendesinfektion	
Geräte, z. B. Beatmungsapparatedesinfektion	

müssen (erschienen ist die Liste im Bundesgesundheitsblatt *21*, 255 (1978)) und

b) die Liste der Deutschen Gesellschaft für Hygiene und Medizinische Mikrobiologie (DGHM), die alle Mittel der BGA-Liste enthält, aber noch zusätzlich solche, die man bei Desinfektionsmaßnahmen im Nicht-Seuchenfall anwenden kann (erschienen in Hygiene und Medizin *4*, 85–105 (1979)).

In der folgenden Tabelle (3.5) sind die wichtigsten Wirkstofftypen zur chemischen Desinfektion zusammengefaßt.

> **Merke:**
> Ein chemisches Desinfektionsmittel kann nur dann *desinfizieren,* wenn
> a) die Konzentration *und*
> b) die Einwirkungszeit *und*
> c) das Anwendungsgebiet richtig sind.
> Eine „Kaltsterilisation" gibt es nicht!
> Durch chemische Desinfektionsmittel wird keine „Sterilität" erreicht.

3.4.3. Vorschläge für Desinfektions- bzw. Sterilisationspläne für Intensivpflegestationen

1. *Allgemeine Vorbemerkungen.* Der folgende Desinfektions-/Sterilisationsplan (Beispiel eines Desinfektions-/Sterilisationsplanes) enthält jeweils nur Vorschläge von einzelnen Verfahren, bzw. Desinfektionsmitteln, die den Bedürfnissen der jeweiligen Station angepaßt werden müssen. Die Auswahl der Desinfektionsmittel bedeutet keinerlei Wertung ihrer Wirksamkeit, bei der Vielzahl der zur Verfügung stehenden Präparate muß jedoch eine Auswahl getroffen werden.

2. Bei vielen Materialien, Gegenständen, Instrumenten usw., die auf Intensivpflegestationen verwendet werden müssen, ist eine Desinfektion bzw. Sterilisation mit einfachen und schonenden Methoden nicht möglich. Z. B. ist es außerordentlich schwierig, Kopfkissen mit einfachen Methoden zu desinfizieren. Besprühen des Kopfkissenbezuges mit Desinfektionsmitteln genügt nicht. Federkopfkissen können nur durch eine desinfizierende chemische Reinigungsmethode, zu der aufwendige Apparaturen benötigt werden, wirkungsvoll dekontaminiert werden. Alle diese Methoden haben überdies den Nachteil, daß sie zu hohem Materialverschleiß führen. Daher sollte man grundsätzlich vor allem auf Intensivpflegestationen versuchen, durch entsprechende prophylaktische Maßnahmen von vornherein eine Kontamination zu verhindern. Die wichtigsten prophylaktischen Maßnahmen sind:

a) Einmalhandschuhe,
b) Einmalplastikschürzen,

Tabelle 3.4. Liste der vom Bundesgesundheitsamt geprüften und anerkannten Desinfektionsmittel und -verfahren*

Stand vom 1. Juni 1978 (7. Ausgabe)

Wirkstoff	Name	Wäschedesinfektion		Scheuerdesinfektion		Desinfektion von Ausscheidungen 1 Teil Auswurf oder Stuhl + 2 Teile Gebr.-Verd. bzw. 1 Teil Harn + 1 Teil Gebr.-Verd.						Wirkungsbereich	Hersteller bzw. Lieferfirma
						Auswurf		Stuhl		Harn			
		Gebrauchsverdünnung %	Einwirkungszeit Std.	Gebrauchsverdünnung %	Einwirkungszeit Std.	Gebrauchsverdünnung %	Einwirkungszeit Std.	Gebrauchsverdünnung %	Einwirkungszeit Std.	Gebrauchsverdünnung %	Einwirkungszeit Std.		
Phenol- oder Phenolderivate	Amocid	1,0	12	5	6	5	4	5	6	5	2	A	Lysoform
	Bac	0,5	12	5	4	5	4	5	6	5	2	A	Dr. Bode & Co.
	Bacillotox	1,0	12	6	4	5	4	5	6	5	2	A	Dr. Bode & Co.
	Baktol	1,5	12									A	Dr. Bode & Co.
	Baktolan			5	4	5	4	5	6	5	2	A	Dr. Bode & Co.
	Delegol	1,5	12									A	Bayer AG
	Gardimid	2,0	12									A	Henkel
	Gevisol	0,5	12	5	4	5	4	5	6	5	2	A	Schülke & Mayr
	Korsyl-Bacillol	1,5	12									A	Dr. Bode & Co.
	Kresolseifenlösung DAB 6	1,0	12	5	4							A	
	Lysolin	1,5	12									A	Schülke & Mayr
	Neosept	1,5	12									A	Lysoform
	Orbiphen 25			5	4							A	Schülke & Mayr
	Phenol	1,0	12	3	2							A	
	Sagrotan	1,5	12									A	Schülke & Mayr
	Velicin			5	4							A	Henkel
	Xynolan	1,5	12									A	K. M. Besch
Formaldehyd und/oder sonstige Aldehyde bzw. Derivate	Aldehyd-Flächendesinfektion			3	6							AB	Antiseptica
	Bissell-Desifix			3	6							AB	Bissell
	Buraton	3,0	12	5	6							AB	Schülke & Mayr
	Buraton 25			3	6							AB	Schülke & Mayr
	Demykosan			4	4							AB	Bayrol
	Formaldehyd-Lösung DAB 7 (Formalin)	1,5	12	3	4							AB	

Tabelle 3.4 (Fortsetzung)

Stand vom 1. Juni 1978 (7. Ausgabe)

Wirkstoff	Name	Wäschedesinfektion		Scheuerdesinfektion		Desinfektion von Ausscheidungen 1 Teil Auswurf oder Stuhl + 2 Teile Gebr.-Verd. bzw. 1 Teil Harn + 1 Teil Gebr.-Verd.						Wirkungsbereich	Hersteller bzw. Lieferfirma
						Auswurf		Stuhl		Harn			
		Gebrauchsverdünnung %	Einwirkungszeit Std.	Gebrauchsverdünnung %	Einwirkungszeit Std.	Gebrauchsverdünnung %	Einwirkungszeit Std.	Gebrauchsverdünnung %	Einwirkungszeit Std.	Gebrauchsverdünnung %	Einwirkungszeit Std.		
	Freka-Flächendesinfektion			5	4							AB	Fresenius
	Herold-Dessan			3	6							AB	Franken-Chemie
	Incidin GG	2,0	12	3	4							AB	Henkel
	Incidin-Konzentrat			2	6							AB	Henkel
	Incidin-perfekt			3	4							AB	Henkel
	Korsoform	2,0	12	4	4							AB	Dr. Bode & Co.
	Korsolin	2,0	12	3	4							AB	Dr. Bode & Co.
	Lysoform	4,0	12	5	6							AB	Lysoform
	Lysoformin	3,0	12	5	6							AB	Lysoform
	Lysoformin 2000			4	6							AB	Lysoform
	Melsept			4	6							AB	Braun Melsungen
	Septanin 0,1			3	4							AB	Schür
	Tego 103 F	3,0	12	3	6							AB	Goldschmidt AG
	Tegodor			3	6							AB	Goldschmidt AG
Chlor, organ. oder anorgan. Substanzen mit aktivem Chlor	Aktivin	2,0	12	3	2	6	4					AB	von Heyden AG
	Chloramin 80 „Heyden“	2,0	12	3	2	6	4					AB	von Heyden AG
	Chloramin-T DAB 7	1,5	12	2,5	2	5	4					AB	
	Clorina „Heyden“	1,5	12	2,5	2	5	4					AB	von Heyden AG
	Para-Caporit[1]			1	2							AB	Bayer AG
	Steribayrol			1,5	2							AB	Bayrol
Amphotensid	Estella 100	2,0	12									A	Siegel-Werke
	Herold-Desinfektionsmittel	2,0	12									A	Franken-Chemie
	Tego 103 G	2,0	12									A	Goldschmidt AG
	Tego 103 S	2,0	12									A	Goldschmidt AG
Lauge	Kalkmilch[2]							20	6			A[2]B	

Tabelle 3.4 (Ergänzung). Nachtrag zur 7. Ausgabe der Liste der vom Bundesgesundheitsamt geprüften und anerkannten Desinfektionsmittel und -verfahren

Stand vom 1. Oktober 1979

Nachstehend wird ein Nachtrag zur Liste der vom Bundesgesundheitsamt geprüften und anerkannten Mittel und Verfahren für Entseuchungen gemäß § 41 Bundes-Seuchengesetz vom 18. 7. 1961 (BGBl. I S. 1012), berichtigt BGBl. I vom 19. 8. 1961 S. 1300, zuletzt geändert am 9. 6. 1975 (BGBl. I S. 1321) nach dem Stande vom 1. 10. 1979 veröffentlicht.

1. Chemische Mittel und Verfahren

Wirkstoff	Name	Wäsche-desinfektion		Scheuer-desinfektion		Desinfektion von Ausscheidungen 1 Teil Auswurf oder Stuhl + 2 Teile Gebr.-Verd. bzw. 1 Teil Harn + 1 Teil Gebr.-Verd.						Wirkungs-bereich	Hersteller bzw. Lieferfirma
						Auswurf		Stuhl		Harn			
		Gebrauchs-verdünnung %	Einwirkungs-zeit Std.	Gebrauchs-verdünnung %	Einwirkungs-zeit Std.	Gebrauchs-verdünnung %	Einwirkungs-zeit Std.	Gebrauchs-verdünnung %	Einwirkungs-zeit Std.	Gebrauchs-verdünnung %	Einwirkungs-zeit Std.		
Formaldehyd und/oder sonstige Aldehyde bzw. Derivate	Ademed			3	6							AB	Adefo-Chemie
	Bacillocid			6	4							AB	Dr. Bode & Co.
	Buraton 10 F			3	4							AB	Schülke & Mayr
	Descinit DC Konz.			4	4							AB	Obermark
	Desomed A 2000			3	6							AB	Desomed
	Desozid F			3	6							AB	Wasser-Chemie
	Euroclean			3	6							AB	Euroclean
	Haka-Flächendesinfektion FD			3	6							AB	Hakawerk
	Hansa-Sept			3	6							AB	Lettermann
	Lipsol			3	6							AB	Von der Lippe
	Nuscosept			5	4							AB	Dr. Nüsken Chemie
	Tegodor forte			2	4							AB	Goldschmidt AG
Phenol oder Phenolderivate	Amocid 2000			4	4	5	4	5	6	5	2	A	Lysoform
Amphotensid	Hansa-2000 G	2	12									A	Lettermann

Tabelle 3.5

Formaldehyd Glutaraldehyd	Äthyl-, Propyl- und Isopropylalkohol im Handel (keimtötende Wirkung nimmt mit wachsender Kohlenwasserstoffkette zu) leicht flüchtig, keine Rückstände leichte Entflammbarkeit und Brennbarkeit (keine Behandlung großer Flächen!)
breites Wirkungsspektrum gewisse sporozide Wirkung viruzid nur in Gegenwart von Wasser mikrobiozid geringe Beeinflußbarkeit von seiten des Milieus stechender Geruch als Formalin im Handel (z. B. enthält eine 3%ige Formalin-Lösung etwa 1% Formaldehyd)	Phenol
Alkohole	Wirkungsspektrum gleicht dem der Alkohole nicht sporozid wenig durch Milieu beeinflußbar töten auch Mykobakterien heute oft Phenolderivate im Gebrauch in alkalischer Lösung schlechter wirksam Entwicklung von Diphenolen
begrenztes Wirkungsspektrum (verglichen mit Formaldehyd) nicht sporozid beeinflußbar von seiten des Milieus (hoher Eiweißfehler) Anwendung in hohen Konzentrationen (50–80%) wichtigstes Anwendungsgebiet: Händedesinfektion rasche Wirksamkeit im wasserfreien Zustand keine mikrobiozide Wirkung	Chlor, unterchlorige Säure
	ideales Wirkungsspektrum jedoch hohe „Chlorzehrung" zur Trinkwasserdesinfektion brauchbar

	thermisch					chemisch																													
						Formald.					Chloramin					Alkohole					Phenole					Ampholyte					Quats				
	G_-	G_+	M	V	S	G_-	G_+	M	V	S	G_-	G_+	M	V	S	G_-	G_+	M	V	S	G_-	G_+	M	V	S	G_-	G_+	M	V	S	G_-	G_+	M	V	S
Hände																																			
Oberflächen																																			
Wäsche																																			
Sputum																																			
Fäkalien																																			

hervorragend geeignet   geeignet   ungeeignet

G_- = gramnegative Bakterien; G_+ = grampositive Bakterien; M = Mykobakterien; V = Viren; S = bakterielle Sporen. Unter Berücksichtigung des jeweiligen Anwendungsbereiches haben die Felder die Bedeutung wie oben angegeben.

Tabelle 3.5 (Fortsetzung)

kationische: Invertseifen (Quats)
am besten bekannt: quartäre Ammoniumverbindungen hohe bakteriostatische Wirkung hoher Eiweiß- und Seifenfehler Wirkung ist eine Funktion des pH-Wertes gegenüber grampositiven Keimen wirksamer als gegenüber gramnegativen Keimen insgesamt Wirkungsspektrum gering wirtschaftlich, geruchlos, ungefährlich
Ampholytseifen: (Amphotenside)
Wirkungsspektrum nicht so gering wie Quats auch gegen Mykobakterien wirksam geringerer Eiweiß- und Seifenfehler als Quats

c) Plastikschoner, z. B. für Kopfkissen, Federbetten, Matratzen usw.

d) Einmalmaterial. Dabei müssen stets die Kosten und Entsorgunsprobleme berücksichtigt werden.

3. Bei Verwendung von Desinfektionsmitteln in Sprühflaschen sollten solche mit mechanischen Sprühdüsen bevorzugt werden. Treibgashaltige Sprühdosen sollten nicht mehr verwendet werden. Das Desinfektionsmittel muß auch auf der Haut verrieben werden. Die Einwirkungszeit von mindestens 30 s ist einzuhalten. Der Desinfektionseffekt wird durch mehrmaliges Benützen bzw. Besprühen der Hautfläche und mehrmaligem Wechsel des Tupfers erhöht.

Ganz generell ist das Besprühen von Desinfektionsmitteln (z. B. auf Gegenstände, Flächen usw.) auf das absolut notwendige Minimum zu beschränken. Durch Versprühen gibt man Desinfektionsmittel nicht nur auf den Gegenstand, sondern auch in die Atemwege von Patienten und Personal. Wesentlich besser ist es, mit einer selbsthergestellten Desinfektionslösung (Konzentrationen beachten) und einem frischgewaschenen Putzlappen oder mit einem Einmaltuch die entsprechenden Flächen mit einem Wisch-Scheuer-Verfahren zu desinfizieren. Der Desinfektionslösung kann ein Reinigungsmittel zugesetzt werden. Bei den entsprechenden Herstellern müssen jedoch Gutachten eingeholt werden, ob sich die Desinfektionsmittel und Reinigungsmittel miteinander vertragen. Das letztgenannte Verfahren sollte zur Desinfektion von Bettgestellen, von Nachttischen, Ablageflächen, Wänden, Fußböden, Badewannen, Waschbecken, Kopfkissen, Matratzen mit Plastikschonbezügen usw. angewendet werden. Dabei ist die mechanische Reinigung mindestens ebenso wichtig wie die Wirkung des chemischen Desinfektionsmittels. Durch

Tabelle 3.6. Wichtige Hinweise zur Desinfektion bei meldepflichtigen Erkrankungen.

Schlußdesinfektion (Formalin-Verdampfung im Raum und Scheuerdesinfektion lt. Richtlinien des Bundesgesundheitsamtes) ist nur bei folgenden meldepflichtigen Erkrankungen notwendig: offene Lungen-Tb, Pocken, Pest, hämorrhagisches Fieber, Diphtherie, Lungenmilzbrand. In allen anderen Fällen ist das Patientenzimmer folgendermaßen zu desinfizieren (Desinfektor):

1. Gegenstände, wie z. B. Nahrungsmittel, Pflegeartikel, angebrochene Tuben, Seifen, Medikamente usw., sind in einem Plastiksack zu sammeln und zur Verbrennung zu geben.
2. Die Kleidungsstücke und persönliche Wäsche des Patienten verbleiben im Raum und werden vom Desinfektor zur reinigenden Desinfektion mitgenommen.
3. Die Bettwäsche wird vom Desinfektor abgezogen und zusammen mit anderen Wäschestücken (Handtücher etc.) in einem roten Plastikwäschesack deponiert. Der Sack wird dann in die Wäscherei gegeben.
4. Matratzen mit Plastiküberzügen werden mit in die Scheuerdesinfektion einbezogen. Der Desinfektor ist angewiesen, defekte Matratzenhüllen zu vernichten. Matratzen ohne Plastiküberzüge werden vom Desinfektor zur speziellen Behandlung mitgenommen.
5. Eventuell noch vorhandene Exkremente werden vom Desinfektor nach den Richtlinien des BGA desinfiziert.
6. Instrumente (Fieberthermometer, Klemmen, Pinzetten, Schläuche usw.) sind in einer z. B. 5%igen Gigaseptlösung in eine Wanne, die vom Desinfektor mitgebracht wird, einzulegen.
7. Die Scheuerdesinfektion erfolgt mit z. B. 3%iger Incidin-Perfekt-Lösung oder Buraton-10-F-Lösung (Fußboden, Betten, Fensterbänke, Tische, Lampen, usw.). Die Scheuerdesinfektion erfolgt mit frisch gewaschenen Scheuerlappen, die anschließend vom Desinfektor mitgenommen werden, oder Einmallappen.

Tabelle 3.6a. Beispiel eines Desinfektions-/Sterilisationsplans für Intensivstationen.

Was	Wann	Womit (Beispiele)	Wie
Händereinigung	bei Betreten und Verlassen der Einheit, vor Patientenkontakt	Manipur, Esemtan, Freka-Waschlotion	Flüssigseife, Einmalhandtuch
Händedesinfektion (hygienisch)	z. B. vor Verbandswechsel, Absaugen, Blasen-Venen-Katheterpflege und nach Kontakt mit infizierten Patienten bzw. kontaminiertem Material	Spitacid, Desderman, Freka-Händedesinfektion, Braunosan	ca. 3 ml Desinfektionsmittel in Hohlhand verreiben, bis Hände trocken. Kein Wasser zugeben
Hautdesinfektion	vor Punktionen, bei Verbandswechsel usw.	Kodan-Tinktur, Betaisodonalösung, Braunoderm	unverdünnt auftragen, mehrmals abwischen, sprühen allein genügt nicht
Schleimhautdesinfektion	z. B. vor Blasenkatheterlegen	Betaisodonalösung, Braunol	unverdünnt auftragen, trocknen lassen
Bürsten	nach Gebrauch	Dampf	autoklavieren
Exkremente, Sekrete	bei meldepflichtigen Infektionskrankheiten, z. B. Tuberkulose, Hepatitis, Salmonellosen usw.	Amocid 5% 6 h (Stuhl) 4 h (Sputum) 2 h (Urin)	1 Teil Sputum (Stuhl) + 2 Teile 5% Amocid bzw. 1 Teil Urin + 1 Teil 5% Amocid; einfacher: Stuhl, Urin, Sputum usw. in Steckbeckenspülautomat
Waschbecken	3 × täglich	Scheuerpulver	reinigen mit frisch gewaschenem Scheuerlappen
Bettpfanne Urinflasche	täglich	Dampf	autoklavieren bzw. thermische Desinfektion in automatischer Spülanlage nach jedem Gebrauch
Geräte, Monitoren usw.	nur nach Kontamination desinfizieren	Incidin-Perfekt 0,5%, Buraton 10 F 0,5%	mit frischem Tuch abwischen; möglichst keine treibgashaltigen Sprühflaschen verwenden!
Instrumente	nach Gebrauch	Grotanat Flüssig 2% 1 h; Lysoformin 2000 3% 1 h; (bei Hepatitis Gigasept 5% 2 h)	einlegen; reinigen, anschließend autoklavieren. Besser: thermische maschinelle Desinfektion
Tuben, Masken, Schläuche, Anästhesiezubehör Sterilisation in Gas oder Dampf möglich	nach Gebrauch	Grotanat Flüssig 2% 1 h; Lysoformin 2000 3% 1 h	nach Desinfektion 10 min gründlich spülen, dann sterilisieren
Keine (!) Sterilisation in Dampf oder Gas möglich	nach Gebrauch	Gigasept 5% 4 h; Cidex 2 h; Sekusept steril 1% 4 h; Lysoformin 2000 5% 2 h	wenn nicht in Gebrauch, stets trocken aufbewahren! (alternativ: Aseptor oder maschinelle thermische Desinfektion)
Dialyse, -Zubehör Geräte	nach Gebrauch	Maranon H	beachte Gebrauchsanleitung des Herstellers
Beatmungsgeräte	bei Patientenwechsel bzw. mind. 1 × wöchentlich	Flächen: Incidin-Perfekt 0,5% 1 h; Buraton 10 F 0,5% 1 h	Beachte! Wenn nicht in Gebrauch, stets trocken aufbewahren:
z. B. O_2-Anfeuch-	täglich		

Tabelle 3.6a (Fortsetzung)

Was	Wann	Womit (Beispiele)	Wie
ter, Vernebler, Absauggeräte	Beachte: tägl. Schlauchwechsel, nur steriles H_2O nachfüllen	Bewegl. Teile: Gigasept 5% 2 h; Cidex 2 h; Sekusept steril 1% 4 h	Sterilisierbare Teile sterilisieren (Gas, Dampf)
Bettendesinfektion	täglich reinigen, bei Patientenwechsel Desinfektion	Incidin-Perfekt 0,5% 1 h; Buraton 10 F 0,5% 1 h	mit frischem Tuch abwischen und gründlich reinigen, defekte Plastikmatratzenschoner erneuern. Kopfkissen u. Federbetten können durch Besprühen nicht effektiv desinfiziert werden
Thermometer	nach Gebrauch	Lysoformin 2000 3% 1 h; Grotanat Flüssig 2% 1 h	einlegen, abspülen, trocken aufbewahren
Deckelgefäß mit Kornzange	1 × täglich	Dampf	autoklavieren. Kein Desinfektionsmittel zugeben
Kopfkissen ohne Plastikschoner	nach Kontamination	Desinf. Reinigung	VDV-Verfahren
Kopfkissen mit Plastikschoner	nach Kontamination bei Patientenwechsel	Incidin-Perfekt 0,5% 1 h; Buraton 10 F 0,5% 1 h	abwischen mit sauberem Lappen
Waschschüssel, Badewanne, Dusche	nach Gebrauch	Scheuerpulver	reinigen mit frischem Scheuerlappen
	nach Kontamination	Incidin-Perfekt 0,5% 1 h	eventuell Zusatz von 0,25% PVP-Jod zum Wischwasser
Fußboden	3 × täglich (verschiedene Untersuchungen haben jedoch gezeigt, daß routinemäßige Flächendesinfektion keinen Einfluß auf die Krankenhausinfektionsrate auch auf Intensivstationen hat)	Incidin-Perfekt 0,5%; Buraton 10 F 0,5%	2-Eimer-Methode

Reinigung allein wird bereits eine erhebliche Verringerung der Keimzahl erreicht.

4. Eine routinemäßige Raumdesinfektion in bestimmten Abständen (z. B. wöchentlich, monatlich, halbjährlich) in Intensivpflegestationen ist unnötig. Eine Schlußdesinfektion des gesamten Raumes einschließlich der Gegenstände mit Abschließen des Raumes für eine bestimmte Zeit (meistens 4–6 h) sollte nur noch nach bestimmten meldepflichtigen Erkrankungen (Lassafieber, Pocken, offene Lungentb.) angewendet werden (Tabelle 3.6). Wird beispielsweise ein Raum oder eine Box von einem langzeitbeatmeten Patienten oder anderen infizierten bzw. kontaminierten Patienten mit Stuhl, Urin oder Blut, eitrigem Trachealsekret, usw. verunreinigt, so ist ein Scheuer-Wisch-Desinfektionsverfahren von Flächen und Gegenständen sinnvoller und wesentlich wirksamer als ein Besprühen des gesamten Raumes mit Desinfektionsmitteln. Außerdem beträgt die Einwirkungszeit bei Scheuer-Wisch-Desinfektion nur 1 h, so daß der Raum schon nach kurzer Zeit wieder benützt oder neu belegt werden kann.

5. Auf eine routinemäßige Fußbodendesinfektion auf Intensivpflegestationen kann verzichtet werden. Routinemäßig heißt, daß dem Putzwasser routinemäßig Desinfektionsmittel zugesetzt wird. Auf diese Form der Fußbodendesinfektion wird bereits in verschiedenen Ländern (z. B. England, Holland, Belgien, skandinavische Länder) verzichtet. Auch die Weltgesundheitsorganisation empfiehlt keine routinemäßige, sondern nur die gezielte Fußbodendesinfektion. Verschiedene Untersuchungen haben gezeigt, daß bereits 1–2 h nach Fußbodendesinfektion die Ausgangskeimzahl wieder erreicht ist. Gezielte Fußbodendesinfektion heißt, daß unmittelbar nach Kontamination der Flächen, die mit Blut, Urin, Stuhl, Trachealsekret usw. die grobe Kontamination mit einem in Desinfektionsmittel getränktem Einmaltuch oder Putzlappen entfernt wird, anschließend erfolgt mit einem zweiten desinfektionsmittelgetränkten Tuch eine Scheuer-Wisch-Desinfektion.

6. Zur Desinfektion von Exkrementen und Sekreten sind thermische Verfahren zu bevorzugen (z. B. Steckbecken mit Heißwasserspülgang).

7. In Kinderintensivpflegestationen sollten keine phenolhaltigen Desinfektionsmittel, insbesondere zur Flächendesinfektion, verwendet werden. Verschiedene Untersuchungen haben gezeigt, daß phenolhaltige Flächendesinfektionsmittel in Neugeborenenintensivpflegestationen zu Hyperbilirubinämie führen können.

8. Durch Zusatz von 0,25% PVP-Jod zum Wasch- oder Badewasser wird die Kontamination des Badewassers und der Wannen bzw. der Waschschüsseln sowie der Waschlappen auf ein Minimum reduziert. Der Zusatz empfiehlt sich besonders bei der Pflege von beispielsweise Verbrennungspatienten, Patienten mit Drainagen, aus denen sich eitriges oder kontaminiertes Sekret oder Stuhl entleert, beim Waschen von Patienten mit Dekubitalulzera usw.

3.5. Überprüfung von Sterilisatoren

Alle Sterilisatoren (Dampf-, Heißluft-, Äthylenoxidsterilisatoren) bedürfen einer regelmäßigen Kontrolle. In der Praxis hat sich nämlich gezeigt, daß ca. 30% dieser Apparate nicht in Ordnung waren. In Tabelle 3.7 wird eine lückenlose Überprüfung dargestellt, wobei erwähnt werden muß, daß dieses Vorgehen zu Beginn eines Überwachungsprogrammes sehr notwendig ist, bei mehrmaligen negativen Befunden aber gelockert werden kann.

In jedem Fall muß aber eine regelmäßige Kontrolle halbjährlich erfolgen. Außerdem muß eine Kontrolle erfolgen: nach Reparaturen des Apparates und sicherheitshalber bei Personalwechsel.

Diese Prüfungen müssen mit Bioindikatoren durchgeführt werden.

3.6. Spezielle Anmerkungen zur Händedesinfektion und zur Desinfektion bei infektiöser Hepatitis

3.6.1. Händedesinfektion

Händedesinfektion ist die wirksamste, billigste und einfachste Maßnahme zur Verhütung von Infekten. Hände gehören zu den häufigsten Infektionsquellen. In vielen Fällen genügt auch Händewaschen. In Zukunft werden sicherlich genaue Richtlinien zu erarbeiten sein, bei welchen Maßnahmen die Hände desinfiziert oder „nur“ gewaschen werden müssen.

Auf alle Fälle aber müssen Hände dekontaminiert werden. Hierzu sind einige Voraussetzungen notwendig:

Es müssen vorhanden sein:

1. Ein Waschbecken mit Wasserhähnen, die möglichst ohne Hände zu bedienen sind. Sollte das nicht möglich sein, so kann man

Tabelle 3.7. Sterilisatorkontrollen

Sterilisator	1. Woche *monatlich*	4. Woche[a] *monatlich*	*halbjährlich*
Heißluft 2 h, 180° C	Browne Sterilizer Control Tubes (Blue Spot). Einlegen wie Sporenerdepäckchen s. rechts. Mindestens 1 Tube in geschlossenes Gefäß oder bedeckte Schale in die Mitte des Apparates hängen oder legen	1 Spordi-Streifen in die Mitte des Apparates legen, beschriften, einsenden an bakteriologisches Labor. Untersuchungsergebnis mit Datum protokollieren	Sporenerdepäckchen aus dem bakteriologischen Labor (10 Proben). Verteilung zwischen das Sterilisiergut (mindestens 1 Probe in die Mitte der Kammer) Einsenden an das bakteriologische Labor. Ergebnis nach ca. 10 Tagen, vorläufiges Ergebnis nach 48 h möglich. Untersuchungsergebnis mit Datum protokollieren!
Sterilisator	*täglich*	*wöchentlich*[a]	*halbjährlich*
Dampf (Autoklav) 120° C – 1,2 atü ca. 12 min 134° C – 2,4 atü ca. 8 min 144° C – 3,6 atü ca. 6 min	a) Indikatorstreifen auf Verpackung b) Bowie-Dick-Test: Ringe bzw. Linien des Papiers müssen intensiv schwarz gefärbt sein. Bei Nichtverfärbung bzw. nur teilweiser Verfärbung technischer Mangel oder zu dicht gepackt. Testpapier 6 Mon. aufheben (mit Datum versehen) c) Druck-Temperatur-Kurven 6 Mon. aufheben (mit Datum versehen)	Attestsporen einlegen zwischen das Sterilisiergut. Bebrüten im Attest-Bebrütungsapparat. Ablesen nach 24, 48 h. Protokollieren des Ergebnisses mit Datum	Sporenerde aus dem bakteriologischen Labor (10 Proben). Ergebnis nach ca. 10 Tagen vorläufiges Ergebnis nach 18 h möglich. Untersuchungsergebnis und Datum protokollieren
Sterilisator	1. Woche *monatlich*	4. Woche[a] *monatlich*	*halbjährlich*
Gas z. B. 55° C, 3–4 h	a) Indikatorstreifen auf Verpackung b) Streifenpapier in Sterilisiergut einlegen. Streifenpapier 1 Mon. aufheben c) Druck-Temperatur-Kurven 6 Mon. aufheben (mit Datum versehen)	5 Spordi-Streifen (1 in die Mitte, 4 in die Ecken der Kammer) einlegen, beschriften, an bakteriolog. Labor einsenden. Ergebnis mit Datum protokollieren	Sporen aus bakteriolog. Labor, spezielle Sporenröhrchen für Überprüfung von Gassterilisatoren verlangen. Ergebnis nach ca. 10 Tagen, vorläufiges Ergebnis nach 48 h. Untersuchungsergebnis mit Datum protokollieren

[a] Bei mehrmaligen negativen Ergebnissen kann das Überprüfungsintervall auf ½ Jahr ausgedehnt werden.

Tabelle 3.7 (Fortsetzung)

A. Routinemäßige Überprüfung

Allgemeines

1. Tägliche routinemäßige Überprüfung des technischen Ablaufs der Apparate
2. Mikrobiologische Überprüfung unbedingt erforderlich nach jeder Reparatur
3. Protokollierung des täglichen Ablaufs mit Datum, Zeit, Temperatur, Druck, Feuchtigkeit (bei Autoklaven und Gassterilisatoren, bei Heißluftsterilisatoren Temperatur und Zeit wöchentlich protokollieren)
4. Protokollierung der mikrobiologischen Untersuchungsergebnisse mit Datum

B. Vorgehen bei Auftreten von technischen Mängeln

1. Benachrichtigung des technischen Betriebes oder der Herstellerfirma
2. Nach Beseitigung der technischen Mängel mikrobiologische Überprüfung gemäß Tabelle
3. Protokollieren der Ergebnisse
4. Erneute Inbetriebnahme erst nach mikrobiologischer Überprüfung mit negativem Ergebnis

C. Vorgehen bei positiven mikrobiologischen Befunden

Benachrichtigung der Hygienefachschwestern, -pfleger bzw. des Mikrobiologen;
Beschickungsfehler ausschließen! Zu dicht gepackt? usw.

Praktische Durchführung

1. Bowie-Dick-Test

Ein Blatt täglich in die Mitte eines Wäschepaketes einlegen, welches in die Mitte einer Trommel gelegt wird. Die Trommel während des Sterilisationsvorganges im Zentrum der Autoklavkammer plazieren.
Nach dem Autoklavieren müssen als Zeichen der vollständigen Dampfdurchdringung die beigen Ringe oder Linien nach schwarz umschlagen. Weiße Felder zeigen unvollständige Dampfdurchdringung an. In diesen Fällen muß der Technische Betrieb informiert werden. Beschickungsfehler zuerst ausschließen! Zu dicht gepackte Trommeln? usw.

2. Streifenpapier für Gassterilisation

Für die Gassterilisation nimmt man z. B. den „Gas-Chex-Kontrollstreifen". Dieser ist vor der Sterilisation braun gekennzeichnet und schlägt hinterher um nach grün. Bei negativer Reaktion muß der Technische Betrieb informiert werden.

3. Attestsporen (Autoklav)

a) Inkubator: Destilliertes Wasser einfüllen (Wasserhöhe ca. 4 cm). Wasserstand täglich kontrollieren und Wasser nachfüllen. Wasser wöchentlich wechseln, Inkubator vorher reinigen.
b) 10 Attestsporenampullen in den Sterilisator legen. Einlegen s. Skizze (wie bei Heißluft).
c) Nach Sterilisiervorgang Herausnehmen der Sporenröhrchen, 10 min abkühlen lassen; dann das Plastikröhrchen, in dem sich die lila Indikatorbouillon befindet, mit 2 Fingern zerdrücken, so daß das darin enthaltene Glasgefäß zerbricht und die Flüssigkeit den Streifen bedecken kann.
d) *Entlüftungszeiten* beachten:
Für Gegenstände, die nicht länger als 30 min mit Gewebe, Blut, Haut oder Schleimhaut in Berührung kommen:
a) Metallinstrumente 4 h
b) Gegenstände aus Gummi oder Plastik 24 h
Für Gegenstände, die länger als 30 min mit Gewebe, Blut, Haut oder Schleimhaut in Berührung kommen:
a) Metallinstrumente 24 h
b) Gegenstände aus Gummi oder Plastik 1 Woche
c) Herz-Lungen-Maschinenteile, Implantate 2 Wochen
e) Gassterilisiert werden dürfen nur Gegenstände, die auf andere Weise nicht sterilisiert werden können. *Gassterilisation ist eine unzuverlässige Form der Sterilisation.*
f) Nicht gassterilisiert werden dürfen z. B.: Instrumente, Spritzen, Schläuche, wenn diese autoklavierbar sind, Handschuhe, Glas, Metall.

Adressen

Atteströhrchen:
3 M Neuss
Carl-Schurz-Str. 1
Postfach 643
4040 Neuss 1

Spordi-Streifen:
Fa. Stoss
Friedrich-Bergius-Str. 1
Postfach 5509
6200 Wiesbaden

Bowie-Dick-Test:
Fa. Tzcorz
Lilienthalstr. 14
4048 Grevenbroich 1

Gas-Chex ist ein Heftchen
mit 250 Gas-Dampf-Indikatorstreifen
Fa. Stericlin

Gas-Dampf-Indikationspapier:
Fa. Stericlin
Vereinigte Papierwarenfabriken GmbH
Postfach 60
8805 Feuchtwangen

Browne-Tubes:
Flow
Mühlgrabenstraße
5309 Meckenheim bei Bonn

das Einmalhandtuch – nach Abtrocknen der Hände – zum Zudrehen der Hähne benutzen und somit eine Rekontamination der Hände verhindern.

2. Ein Spender für Seife und ein Spender für das Desinfektionsmittel. Der Spender sollte leicht zu reinigen sein und von Zeit zu Zeit autoklaviert werden. Die Seifen sollten danach gewählt werden, ob sie von der Firma frei von pathogenen Keimen angeliefert werden. Seifenstücke sind nicht zu empfehlen. Sie können eine Infektionsquelle sein, vor allem dann, wenn das Seifenstück im Wasser „schwimmt".
3. Einmalhandtücher in einem Spender. Gemeinschaftshandtücher sollten nicht mehr benutzt werden.
4. Ein Abfalleimer mit Einmalplastiktüte für die gebrauchten Handtücher und
5. Handcreme zur Pflege der Hände.

Mit der hygienischen Händedesinfektion soll die transiente Hautflora, mit der chirurgischen die transiente und residente Hautflora reduziert werden. Bei der hygienischen Händedesinfektion werden vorzugsweise alkoholische Einreibepräparate benutzt. Die Einwirkungszeit beträgt mindestens 30 s. Auf keinen Fall darf zum Desinfektionsmittel Wasser hinzugefügt werden, da dadurch die Desinfektionswirkung erheblich vermindert wird.

Ein optimales Verfahren der Händedesinfektion ist von englischen Autoren beschrieben worden:

- 5 × Handinnenfläche zu Handinnenfläche
- 5 × rechte Handinnenfläche über linken Handrücken
- 5 × linke Handinnenfläche über rechten Handrücken
- 5 × Handinnenflächen mit eingelegten Fingern
- 5 × rechten Daumen in der Faust der linken Hand drehen
- 5 × linken Daumen in der Faust der rechten Hand drehen
- 5 × Faust rechts in Handinnenfläche links drehen
- 5 × Faust links in Handinnenfläche rechts drehen.

Dieses Verfahren erscheint sehr aufwendig, nimmt jedoch nicht mehr als 30 s in Anspruch.

Bei massiver Kontamination der Hände mit Stuhl, Urin, Blut usw. empfiehlt es sich, die grobe Kontamination mit einem mit Desinfektionsmittel getränkten Papierhandtuch zu entfernen und dann anschließend die Hände mit PVP-jodhaltigen Seifenlösungen desinfizierend zu waschen.

3.6.2. Desinfektion bei infektiöser Hepatitis

Der sicherste Schutz vor einer infektiösen Hepatitis sind prophylaktische Maßnahmen, wie z. B. Einmalmaterialien, Einmalhandschuhe, Einmalgeschirr, sowie eine sofortige Entsorgung aller gebrauchten Materialien in verschlossenen Behältern, die anschließend verbrannt oder autoklaviert werden müssen.

Auf besonderen Stationen (z. B. Dialysestationen) sollten die Personen, die keine Antikörper gegen Hepatitis A und B haben, regelmäßig alle 3–6 Monate auf Antikörper untersucht werden. Diese prophylaktischen Maßnahmen sind deshalb so wichtig, weil das Hepatitisvirus (HV) relativ hitzeresistent ist und außerdem eine Resistenz gegenüber Phenolen und Alkoholen besteht. Das bedeutet, daß die thermische Desinfektion nur bei Temperaturen der Resistenzstufe II nach Konrich (s. Tabelle 3.1) durchgeführt werden kann und zur chemischen Desinfektion nur Chlor- bzw. aldehydhaltige Mittel eingesetzt werden können.

3.6.2.1. Händedesinfektion. Wie oben erwähnt entfallen bei der vermuteten Alkohol-Phenol-Resistenz die meisten gebräuchlichen Handdesinfektionsmittel, deren Wirkstoffe in diese Gruppe gehören. Als Alternativen werden z. B. Chlorpräparate wie z. B. Chloramin T 1% empfohlen. Diese sind jedoch sehr hautunverträglich. Ob jodhaltige Präparate HV-wirksam sind, ist bisher nicht eindeutig bewiesen, aber wahrscheinlich.

3.6.2.2. Flächendesinfektion. Hier sollten Präparate auf Aldehyd- oder Chlorbasis (z. B. 2,5%ige Chloramin-T-Lösung oder 3%

Formalinlösung) eingesetzt werden (s. dazu die Desinfektionsmittelliste des Bundesgesundheitsamtes, S. 41). Zur Flächendesinfektion kann auch Natriumhypochlorit (500–5000 ppm = 0,05–0,5% freies Chlor) verwendet werden. Diese Lösung muß täglich neu angesetzt werden. Eine Kombination mit Reinigungsmitteln ist nicht möglich.

3.6.2.3. Instrumentendesinfektion. Diese soll zur größten Sicherheit bevorzugt in dafür geeigneten Maschinen erfolgen. (Temperaturen: 100° C – 15 min. 105° C – 1 bis 5 min.) Bei Desinfektion hitzeempfindlicher Instrumente mit chemischen Desinfektionmitteln ist darauf zu achten, daß Hepatitis B wirksame Konzentrationen gewählt werden. In jedem Fall ist jedoch die thermische Desinfektion vorzuziehen.

3.6.2.4. Exkrete, Sekrete. Am sichersten ist die thermische Desinfektion mit einem Spülautomaten, der z. B. mit Temperaturen von 98° C – 1 min arbeitet.

3.6.2.5. Wäschedesinfektionen. Hier sollte ein thermisches Verfahren gewählt werden. (Waschmaschinen: 90° C – 10 min.)

3.7. Literatur

1. Wallhäußer KH (1978) Sterilisation-Desinfektion-Konservierung, 2. Aufl. Thieme, Stuttgart
2. Konrich F, Stutz L (1963) Die bakterielle Keimtötung durch Wärme. Enke, Stuttgart
3. Großgebauer K, Langmaack H, Kerner H, Trost U (1978) Klinische Synopse, Krankenhausinfektionen. Herausgegeben mit Unterstützung der Firma Lysoform, Berlin
4. Star EG (1979) Äthylenoxid-Sterilisation. Springer, Berlin Heidelberg New York
5. N. N. (1978) Liste der vom Bundesgesundheitsamt geprüften und anerkannten Desinfektionsmittel – Verfahren. Bundesgesundheitsblatt 16:255

5.a. Ergänzung der Liste, Bundesgesundheitsblatt 4:4 (1980)

6. Daschner F (1980) Infektionskontrolle in Klinik und Praxis. Witzstrock, Baden-Baden Köln New York
7. Daschner F, Rappenstein G, Langmaack H (1980) Flächendekontamination zur Verhütung und Bekämpfung von Krankenhausinfektionen. Dtsch Med Wochenschr 10:325
8. Ayliffe GAJ, Babb JR, Quoraishi AH (1978) A test for „hygienic" hand desinfection. J Clin Pathol 31:923
9. Taylor LJ (1978) An evaluation of handwashing techniques – 1. Nursing Times, Jan. 12. S. 54
9. Taylor LJ (1978) Washing techniques – 2. Nursing Times, Jan. 19, S. 108
10. Favero MS et al. (1979) Guidelines for the care of patients hospitalized with viral hepatitis. Ann Int Med 91: 872

4. Pflegerische Techniken

4.1. Pflegerische Techniken zur Verhütung und Bekämpfung von krankenhauserworbenen Harnwegsinfektionen

Mit ca. 40% aller krankenhauserworbenen Infektionen ist die Harnwegsinfektion die häufigste Infektion.
Bei ca. 70% aller Patienten mit krankenhauserworbenen Harnwegsinfektionen wurden vorher urologische Untersuchungen bzw. Blasenkatheterisierungen vorgenommen.

4.1.1. Wie entstehen katheterinduzierte Harnwegsinfektionen?

Die Bakterien gelangen auf vier Wege in die Blase und somit in die oberen Harnwege:

1. Durch den Meatus urethrae entlang dem Katheter.
2. An der Verbindungsstelle zwischen Drainagesystem und Blasenkatheter.
3. An der Verbindung zwischen dem Auffangbeutel und dem zuführenden Schlauch und durch Reflux von Urin aus dem Auffangbeutel.
4. Durch Kontamination des Beutelurins beim Entleeren.

4.1.2. Wie werden Harnwegsinfektionen verursacht?

1. Durch das Personal, z. B. Kontaminationen des Katheters durch die Hände.
2. Durch Keime von der Dammgegend bzw. dem Urogenitalbereich. Diese Kontaminationsgefahr ist besonders groß, weil die Dammgegend bzw. der Urogenitalbereich immer mit hohen Keimzahlen besiedelt sind.
   Aus der Darmflora stammen die häufigsten Erreger von Harnwegsinfektionen: Escherichia coli, Enterokokken, Proteus, Klebsiellen- und Pseudomonas-Spezies.
3. Wenn kontaminierter Urin aus dem Beutel in die Blase zurückfließen kann, entweder weil der Beutel nicht tief genug am Bett angebracht ist oder beim Transport, wenn ein Harnableitungssystem verwendet wird, welches kein Rückflußventil hat, oder wenn der Beutel auf das Bett gelegt wird.
4. Durch Öffnen der Verbindungsstelle zwischen Urindrainagesystem und Katheter, z. B. wenn der gefüllte Urinbeutel ausgewechselt werden muß.

4.1.3. Pflegerische Techniken zu Verhütung von Harnwegsinfektionen

1. Dauerkatheter sollten nur gelegt werden, wenn absolut notwendig. Bequemlichkeit für Ärzte und Schwestern sind keine Indikation für einen Blasenkatheter; Blasenkatheter sollten immer dann entfernt werden, wenn sie nicht mehr benötigt werden.
2. Blasenkatheter sollten nur von gut geschultem Personal gelegt werden.
   Der Zeitpunkt des Katheterlegens ist zu dokumentieren.
3. Blasenkatheter sollten nur unter sterilen Kautelen gelegt werden. Sterile Handschuhe, sterile Tupfer, ein gutes Schleimhautdesinfektionsmittel (z. B. Polyvidon-Jod-Präparate), ein steriles, einmalverpacktes Kathetergleitmittel und ein steril verpackter Blasenkatheter von entsprechender Größe sind die Voraussetzungen.
   Man unterscheidet im allgemeinen zwei verschiedene Kathetersets:
   a) das Set zum Einmalkatheterisieren
   b) das Set zum Legen eines Dauerkatheters.

Beispiel eines Sets zum Einmalkatheterisierens:

- wasserdichte Unterlage (unter das Gesäß des Patienten)
- Loch- bzw. Schlitztuch
- Handschuhe
- Tupfer ca. 5 (pflaumengroß)
- Schleimhautdesinfektionsmittel (Polyvidon-Jodpräp.)
- Pinzette
- Einmalkatheter
- Gleitmittel
- Uringefäß mit Verschluß (zum Einsenden von Urin ins Labor)
- Sammelbehälter zum Messen der Urinmenge
  Hier kann die Katheterschale schon als Sammelbehälter gearbeitet sein
- Klebeetikett für die Adressette

Beispiel eines Sets zum Legen eines Dauerkatheters:

- wasserdichte Unterlage (unter das Gesäß des Patienten)
- Loch- bzw. Schlitztuch
- Handschuhe
- Tupfer ca. 5 (pflaumengroß)
- Schleimhautdesinfektionsmittel (Polyvidon-Jodpräp.)
- Pinzette
- Dauerkatheter
- Gleitmittel
- Uringefäß mit Verschluß (zum Einsenden von Urin ins Labor)
- Spritze mit 10 ml Aqua dest.
- Urinbeutel
  (geschlossenes Drainagesystem)

4. Ein- oder zweimal täglich sollte der Übergang des Blasenkatheters in den Meatus urethrae mit einer antiseptischen Seife (z. B. polyvidonjodhaltige Seife) gereinigt werden, um Inkrustierungen zu vermeiden.
5. Ein steriles geschlossenes Urindrainagesystem ist eine absolute Notwendigkeit.
   Das geschlossene Urinableitungsystem braucht zur Urinentleerung nicht vom Katheter getrennt zu werden, weil der Urin über einen Schlauch (bzw. Ventil) am unteren Ende des Urinbeutels entleert werden kann.
   Das geschlossene Urindrainagesystem mit Urimeter wird meistens auf den Intensivstationen verwendet.
   Muß die Verbindung zwischen Blasendauerkatheter und Drainagesystem unbedingt getrennt werden, z. B. um einen verstopften Katheter zu spülen, so sollte dies unter sterilen Kautelen geschehen.
6. Wird aus einem geschlossenen Urindrainagesystem Urin für die bakteriologische oder chemische Untersuchung entnommen, muß auch dies unter sterilen Bedingungen (mit steriler Spritze, Kanüle, Desinfektion der Punktionsstelle am Schlauchsystem) erfolgen.
7. Der Urinauffangbeutel darf nie über das Blasenniveau des Patienten gehoben werden, um einen Rückfluß eventuell kontaminierten Urins in die Blase zu vermeiden.
   Zur Sicherheit sollte im Urinauffangbeutel ein gut funktionierendes Reflux-Ventil eingebaut sein.
8. Ein geschlossenes Urindrainagesystem, welches durch unsachgemäße Technik kontaminiert wurde, bei dem die Verbindung zwischen Blasenkatheter und Drainagesystem unterbrochen wurde, verklebt oder sonst nicht mehr voll funktionstüchtig ist, muß durch ein neues ersetzt werden.
9. Liegt ein Dauerkatheter kürzer als 2 Wochen, so ist ein routinemäßiger Wechsel des Katheters und des Drainagesystems nicht notwendig, es sei denn, der Katheter ist obstruiert und das System kontaminiert.
10. Um Kreuzinfektionen zwischen Patienten mit Dauerkatheter und Drainagesystem zu verhindern, wird eine getrennte Unterbringung von Patienten mit infiziertem bzw. nicht-infiziertem Drainagesystem empfohlen.
11. Das Personal ist ständig in der Pflege des Drainagesystems zu schulen.
12. *Bei Verwendung von geschlossenen Urindrainagesystemen soll auf eine routinemäßige Blasenspülung mit Lokalantibiotika*

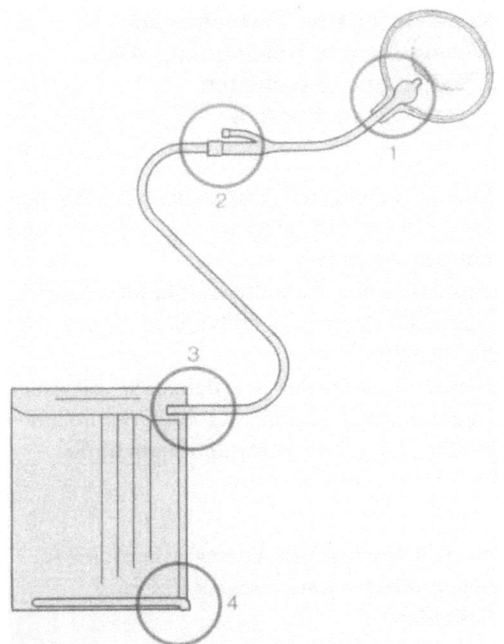

Abb. 4.1. Häufigste Kontaminationsstellen bzw. Aszensionsmöglichkeiten an einem geschlossenen Urindrainagesystem

(z. B. Cysto-Myacyne®, Uro-Nebacetin®) verzichtet werden.

Unter anderem wird dadurch das geschlossene Urindrainagesystem unterbrochen.

Besteht eine Indikation zur Blasenspülung, z. B. nach urologischen Operationen, so kann diese im geschlossenen System durch einen dreiläufigen Urinkatheter geschehen.

Mindestanforderungen an ein geschlossenes Urin-Drainage-System:

- Das System muß gute Abflußmöglichkeiten des Urins garantieren.
- Das System muß sich leicht am Bett befestigen lassen und bei liegenden Patienten mittransportiert werden können.
- Es muß stabil, reißfest und geruchsdicht sein.
- Es muß sich leicht und mühelos ohne Kontaminationsgefahr entleeren lassen.
- Es muß eine Vorrichtung zur Entnahme von Urin am Schlauchsystem haben.

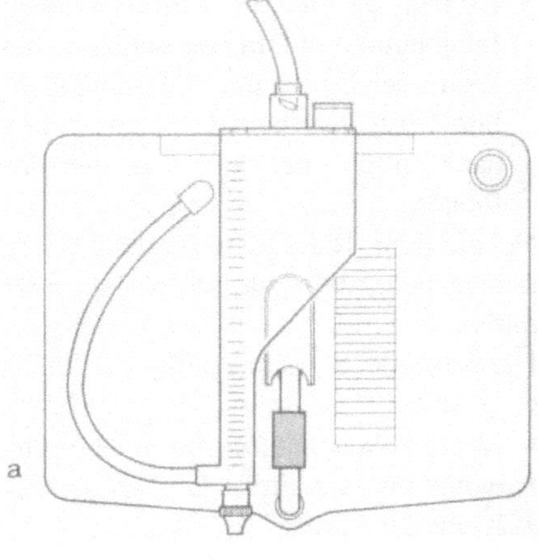

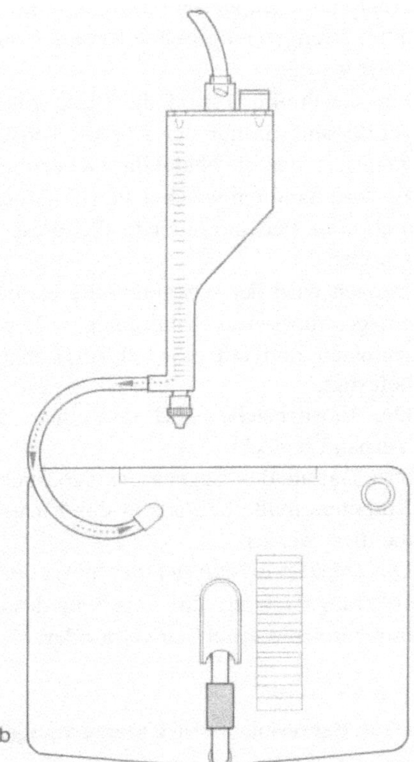

Abb. 4.2. a, b. Geschlossenes Urindrainagesystem mit Urimeter. Hier hat es sich als sehr praktisch erwiesen, wenn der Urimeter platzsparend auf, bzw. am Beutel befestigt werden kann (**a**). Der Urimeter kann ein- und ausgehängt werden und durch Hochhalten des Urimeters (**b**) läuft der Urin in den Beutel

- Es muß ein dichtes Ventil zwischen Auffangbeutel und Drainageschlauch besitzen.
- Wenn der Beutel über Blasenniveau gehoben wird, darf kein Urin aus dem Beutel nach außen oder zurück in den Schlauch fließen.

Neben dem Blasendauerkatheter setzt sich immer mehr die *suprapubische Harnableitung* durch.

Die Vorteile der suprapubischen Harnableitung sind:

- Keine Schleimhautläsion der Urethra.
- Keine instrumentelle Urethrastriktur.
- Keine Urethritis.
- Keine postinfektiöse Urethrastriktur.
- Keine Epididymitis.
- Weniger Harnwegsinfektionen.

Auch die suprapubische Blasenpunktion muß unter strengen aseptischen Kautelen durchgeführt werden.

Für die Punktion muß die Blase vollständig gefüllt sein, da nur der Austritt von Urin signalisiert, daß die Nadel ihr Ziel erreicht hat.

Es wird dann ein weicher Plastikkatheter mit mehreren Perforationen in die Blase vorgeschoben.

Danach wird der suprapubische Katheter an ein geschlossenes Urindrainagesystem angeschlossen und mit einer chirurgischen Naht befestigt.

Die Einstichstelle wird mit einem sterilen Verband bedeckt.

Das Datum des Legens des suprapubischen Katheters muß ebenfalls in der Kurve dokumentiert werden.

Das Infektionsrisiko bei dieser Art der Harnableitung ist durch die Umgebung des Urogenitalbereiches erheblich vermindert.

4.1.4. Bakteriologische Untersuchungen

Bei Patienten mit Dauerkatheter oder suprapubischer Harnableitung auf Intensivpflegestationen muß der Urin bakteriologisch und mikroskopisch untersucht werden:

- unmittelbar nach dem Katheterlegen
- bei jedem unklaren Fieber
- bei Trübung des Urins
- routinemäßig einmal in der Woche.

4.2. Pflegerische Techniken zur Verhütung und Bekämpfung von krankenhauserworbenen Atemwegsinfektionen

Die dritthäufigsten krankenhauserworbenen Infektionen sind Infektionen der oberen und unteren Atemwege.

Etwa 40% aller Patienten mit krankenhauserworbenen Atemwegsinfektionen wurden vorher beatmet.

Bis zu zwei Drittel der Patienten mit einer Beatmungspneumonie sterben trotz hochdosierter und gezielter Antibiotikatherapie.

4.2.1. Wie entstehen Atemwegsinfektionen bei intubierten oder tracheotomierten Patienten?

Während der Beatmungstherapie muß die Einatmungsluft mit Wasserdampf angefeuchtet sein, um eine Austrocknung der Atemwege zu verhindern.

Leider trägt dies nicht nur zum Wohlbefinden der Patienten, sondern auch zum Wachstum von zahlreichen gramnegativen Bakterien bei, die sich im destillierten Wasser zu erheblichen Keimzahlen vermehren können.

Bakterien gelangen insbesondere auf zwei Wegen in die Lunge:

1. durch das Tubuslumen bzw. durch das Tracheostoma; z. B. mit kontaminierten Anfeuchtungssystemen der Beatmungs- und Inhalationsgeräte, wie Sauerstoffvernebler, Ultraschallvernebler, kleine Infusionsflaschen, die immer wieder zum Spülen des Tracheobronchialsystems verwendet werden, kontaminierte Absaugkatheter usw.. Ultraschallvernebler können Bakterien bis in die Alveolen des Patienten transportieren;
2. entlang der Tubusaußenseite; aus dem häufig kolonisierten Nasen-Rachen-Raum, bzw. aus dem infizierten Tracheostoma durch ungenügende Mund-, Rachen- oder Tracheostomapflege, oder aus einer Sekretansammlung zwischen Tubusmanschette und Stimmbänder.

Ursachen von Atemwegsinfektionen kann auch das unsachgemäße Absaugen des Bronchialsystems sein.

Beim künstlich beatmeten Patienten sammelt sich häufig zähes Sekret in den Verzweigungen des Bronchialsystems. Durch Zugabe von physiologischer Kochsalzlösung verflüssigt sich das Sekret. In den meisten Fällen gelangt der Absaugkatheter nur in den rechten Hauptbronchus.

Das verflüssigte Sekret wird vorwiegend durch Hustenreiz dort hin gefördert.

Aus der linken Lunge kann der Katheter das Sekret nur absaugen, wenn es durch Hustenstöße in die Trachea gefördert wird.

4.2.2. Wie kann man durch pflegerische Techniken krankenhauserworbene Atemwegsinfektionen bei intubierten und tracheotomierten Patienten verhüten?

1. Eine der wichtigsten Maßnahmen, um intubierte und tracheotomierte Patienten vor Atemwegsinfektionen zu schützen, ist das sachgemäße Absaugen des Tracheobronchialsystems.

Das Absaugen ist unter sterilen Bedingungen und so atraumatisch wie möglich durchzuführen, denn schon kleinste Schleimhautläsionen bieten ideale Angriffsflächen für Bakterien.

Beim Absaugen des Tracheobronchialsystems sind folgende Punkte zu beachten:

- Nach Möglichkeit mit 2 Personen absaugen
- Vor dem Absaugen Händewaschen, bzw. Händedesinfektion
- Verwenden von sterilen Einmalabsaugkathetern und sterilen Handschuhen.
- Zur Lösung des Sekretes in den Bronchien ist sterile NaCl-Lösung aus Ampullen zu verwenden. Stechfläschchen dürfen nicht verwendet werden, da sie schon nach kurzer Zeit kontaminiert sein können.
- physiotherapeutische Hilfe beim Husten des Patienten unterstützt die Wirkung des Absaugens.
- Zu jedem Absaugen ist ein steriler Katheter zu verwenden.
- Unmittelbar vor dem zweiten Absaugen sollte auch der Druck in der Tubusmanschette entlastet werden.

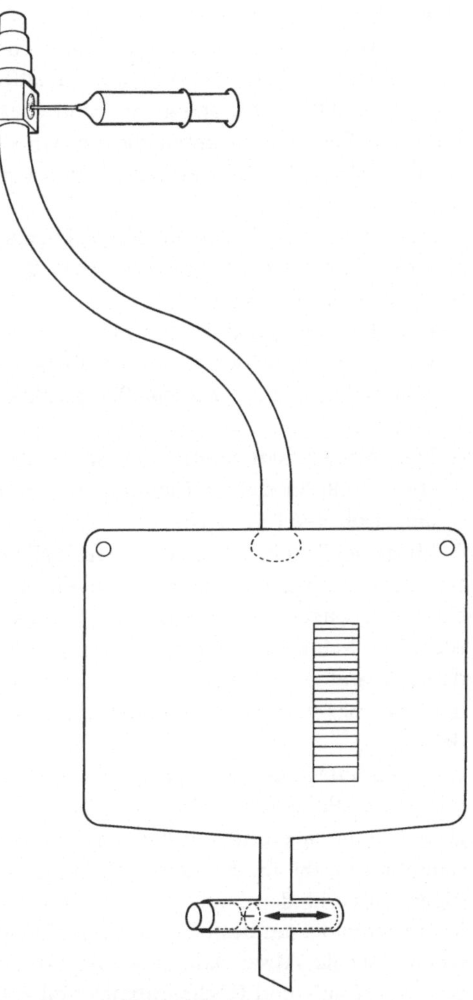

Abb. 4.3. Punktionsstelle zur Entnahme von Urin zur bakteriologischen und chemischen Untersuchung. Solche Urindrainagesysteme sind denen vorzuziehen, die nur eine Manschette am Schlauch zur Punktion haben.

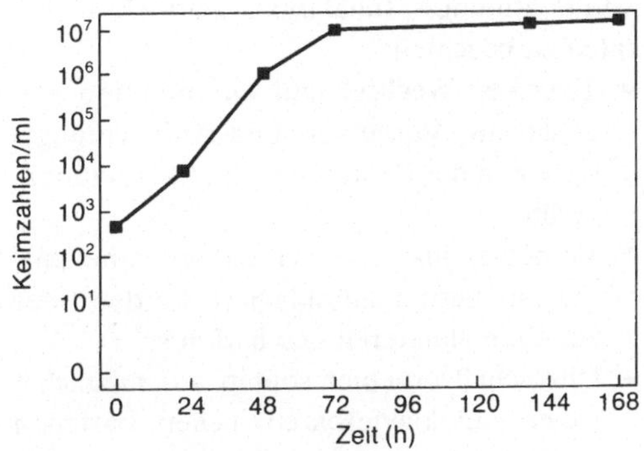

Abb. 4.4. Wachstum von Pseudomonas aeruginosa bei 25 ° C in destilliertem Wasser

Warum?
Häufig wird zwischen den Stimmbändern und der Tubusmanschette Sekret zurückgehalten. Durch die Druckentlastung der Manschette kann das Sekret nach unten fließen, wird so für den Absaugkatheter erreichbar und kann abgesaugt werden.
Danach wird der Druck in der Tubusmanschette wieder erhöht, und der Absaugvorgang ist somit beendet.

- Bei Patienten mit viel oder infiziertem Sekret kann die Schwester zum Selbstschutz Mundschutz und Einmal-Plastikschürze tragen.
- Das Wasser zum Spülen des Schlauchsystems sollte in kleinen Einheiten und nicht länger als 4–6 h bereitstehen.

2. Pflege des Tracheostomas und Mundpflege.
Bei tracheotomierten Patienten ist die Tracheostomawunde mindestens alle 8 h mit sterilen Handschuhen und einem desinfizierenden Präparat (z. B. Polyvidonjod) zu reinigen und mit einer sterilen Schlitzkompresse zu bedecken.
Die Mundpflege bei intubierten und tracheotomierten Patienten sollte sorgfältig und gründlich durchgeführt werden, um Sekretansammlungen, die die Keimbesiedlung begünstigen, zu verhindern.
Man verwendet am besten dazu Einmalhandschuhe, sterile Absaugkatheter zum Absaugen des Mund- und Rachenraumes und z. B. eine Klemme mit feuchtem Tupfer oder Einmalstieltupfer zum Reinigen des Mundes.
3. Um das Bakterienwachstum zu unterbrechen und somit die Keimbesiedlung zu verhindern, sind folgende Punkte bei der Pflege von Beatmungs-, Inhalations- und Absauggeräten zu beachten:

- Täglicher Wechsel und Desinfektion von Schlauch-, Vernebler- und Anfeuchtungssystemen der Beatmungs- und Inhalationsgeräte.
- Vernebler und Anfeuchtungssysteme sollten am besten autoklaviert werden oder aus Einmalmaterial beschaffen sein.
- Ultraschallvernebler sollten aus möglichst vielen autoklavierbaren Teilen bestehen (z. B. Schläuche, Verneblertöpfe).
- Zur Vernebelung und Anfeuchtung der Beatmungsluft darf nur steriles Wasser verwendet werden.
- Nach jedem Patienten sind die Beatmungsgeräte zu desinfizieren; bei längerer Beatmung eines Patienten mindestens 1mal pro Woche.
- Jedes Beatmungsgerät muß täglich mindestens einmal desinfizierend abgewaschen werden, vor allem die Armaturen, Knöpfe usw.
- Täglicher Wechsel und Desinfektion der Sekretauffangflasche einschließlich des Schlauchsystems.
- Nach der Desinfektion bzw. Sterilisation sind sämtliche Geräte trocken und vor Staub geschützt zu lagern.

Bei Neuanschaffungen von Geräten ist unbedingt darauf zu achten, daß möglichst viele Teile sterilisierbar sind oder alternativ dazu aus Einmalmaterial bestehen.

4.3. Pflegerische Techniken zur Verhütung und Bekämpfung von krankenhauserworbenen Wundinfektionen

Bei chirurgisch-operativ behandelten Patienten ist die wichtigste krankenhauserworbene Infektion die Wundinfektion.
Nach aseptischen Eingriffen treten in etwa 1–2% Wundinfektionen, nach septischen Operationen in etwa 30% Wundinfektionen auf.

4.3.1. Wie entstehen krankenhauserworbene Wundinfektionen?

Die Entstehung von Wundinfektionen wird dadurch begünstigt, daß die natürliche physiologische Abwehr von Haut und Schleimhaut bei jeder Operation durchbrochen wird und sowohl bei der Wundversorgung als auch beim Verbandswechsel die Gefahr der Kontamination besteht.
Bakterien können hauptsächlich auf zwei Wegen in die Wunde gelangen:

a) *endogen,* durch die patienteneigene Flora, z. B. beim Eröffnen des Darmes;

b) *exogen,* durch den direkten Kontakt über die Hände des Personals z. B. Wundversorgung, Verbandswechsel, in seltenen Fällen auch aus der Luft.

Die wichtigsten Erreger von Wundinfektionen sind grampositive Bakterien wie z. B.: Staphylococcus aureus, Enterokokken und gramnegative Bakterien z. B. Escherichia coli, Proteus- und Pseudomonas-Spezies.

4.3.2. Welches sind die häufigsten Faktoren, die krankenhauserworbene Wundinfektionen begünstigen?

- Alter der Patienten
- Verweildauer im Krankenhaus
- Länge der Operation
- Operationsart
- Prädisponierende Faktoren wie z. B. Adipositas, Diabetes, Staphylokokkenträger.

4.3.3. Wie kann man durch pflegerische Techniken postoperative Wundinfektionen verhüten?

Ein komplikationsloser postoperativer Wundheilungsverlauf hängt unter anderem von einer sorgfältig durchgeführten Wundversorgung im Stationsbereich ab.

Zur Unterbindung von Kreuzinfektionen auf der Station gehört die richtige Vorbereitung und Organisation des Verbandswechsels.

Ein Verbandswechsel sollte nach Möglichkeit von zwei Personen durchgeführt werden.

4.3.3.1. Allgemeine Vorbereitung des Verbandswagens. Der Verbandswagen sollte genügend bestückt sein und über eine ausreichende Abstell- bzw. Arbeitsfläche verfügen. Abwurfbehälter für Instrumente und Verbandsmaterial (Plastik- oder Papiertüte) müssen auf dem Verbandswagen vorhanden sein. Der Deckel des Abwurfbehälters sollte durch Fußdruck geöffnet werden können.

Für den Verbandswechsel auf der Intensivstation ist steriles Einmalverbandsmaterial, z. B. Kompressen, Verbands-Sets, Instrumente wie Pinzetten, Fadenziehbesteck usw., zu empfehlen. Werden aufbereitete Instrumente verwendet, dürfen diese nicht in großen Vorratsschalen aufbewahrt werden, sondern müssen einzeln verpackt oder in Sets sterilisiert sein.

Salben sind nur aus kleinen Tuben zu verwenden und nicht aus großen Salbendosen, da diese sehr schnell kontaminiert werden.

Bei der Verwendung von Verbandstrommeln und Standgefäßen sind diese täglich zu sterilisieren.

Nach Möglichkeit sollten nur Standgefäße mit Deckel verwendet werden.

Kornzangen und Pinzetten dürfen nicht in Standgefäßen mit Lösungen aufbewahrt werden, sondern müssen trocken stehen.

4.3.3.2. Reihenfolge des Verbandswechsels. Die Reihenfolge des Verbandswechsels ist grundsätzlich von aseptischen Wunden zu möglicherweise infizierten Wunden.

Also zuerst:

- Verbandswechsel nach aseptischen Operationen (z. B. Osteosynthese)
- Verbandswechsel nach bedingt aseptischen Operationen (z. B. Magenresektion)

danach

- Verbandswechsel nach kontaminierten Operationen (z. B. Anus praeter)
- Verbandswechsel nach septischen Operationen (z. B. Abszeßspaltung).

4.3.3.3. Schutzkleidung beim Verbandswechsel. Beim Verbandswechsel von infizierten Wunden sollten Arzt und Schwester Schutzkittel tragen. Dies ist besonders dann notwendig, wenn es sich um ausgedehnte Wundinfektionen handelt, die durch Staphylokokken oder Streptokokken hervorgerufen sind.

Das Tragen von Mund- und Haarschutz ist nur bei der Versorgung von Wunden mit großer Oberfläche, z. B. Verbrennungen, bzw. bei ausgedehnten Staphylokokkeninfektionen oder wenn der Patient besonders infektionsanfällig ist, angezeigt.

4.3.3.4. Der Verbandswechsel. Nach dem Händewaschen bzw. der Händedesinfektion ist der Verbandswechsel unter sterilen Bedingungen mit Handschuhen und der sog. „non-touch"-Technik (d. h. Entfernen des Verbandes mit Handschuhen oder Pinzetten) durchzuführen. *Die Wunde darf nie mit bloßen Händen berührt werden!*

4.3.3.5. Beseitigung gebrauchten Materials.

Die Materialien (alter Verband, Handschuhe, Instrumente) sind während des Verbandswechsels in die am Verbandswagen dafür vorgesehenen Abwurfbehälter zu werfen.
Der Abfall (Verband) muß luftdicht verschlossen und in die Verbrennungsanlage gegeben werden.
Instrumente, die wieder aufbereitet werden, sind zu dekontaminieren.

Reihenfolge der Dekontamination:

- Desinfizieren
- Reinigen
- Sterilisieren.

  Auf jeder Station sollte die Möglichkeit bestehen, Patienten mit infizierten Wunden zu isolieren.

4.3.3.6. Vorgehen beim Verbandswechsel

- Händewaschen bzw. Händedesinfektion.
- Schutzkittel anziehen (nur bei ausgedehnten infizierten Wunden).
- Verband mit Einmalhandschuhen oder Pinzetten entfernen.
- Verbandsmaterial einschließlich Handschuhen oder Pinzetten sofort in die bereitgestellten Abwurfbeutel, bzw. in die Schale mit Desinfektionsmittellösung geben.
- Sterile Handschuhe anziehen bzw. sterile Pinzette verwenden.
- Wunde reinigen und verbinden (möglichst mit Verbandssets und eingeschweißten Instrumenten).
- Gebrauchte Instrumente und Materialien sofort in die vorgesehenen Abwurfschalen mit Desinfektionsmittellösung bzw. Abwurfbeutel legen.
- Am Ende einer Verbandsvisite sind Verbandswagen und Arbeitsfläche zu reinigen bzw. zu desinfizieren.

Um eine Reinfektion der Wunden zu verhindern, darf das Verbandsmaterial nicht kontaminiert werden. Man sollte auch auf den Einsatz von lokalen Antibiotika verzichten, weil sie die Resistenzentwicklung von Wundinfektionserregern begünstigen.

4.4. Pflegerische Techniken zur Verhütung und Bekämpfung von Infektionen bei Infusionstherapie

Bereits kurz nach der Einführung des Plastikvenenkatheters erschienen Berichte über schwerwiegende infektiöse Komplikationen, vor allem Thrombophlebitis und Sepsis.
Die sogenannte Kathetersepsis gehört heute zu den häufigsten Sepsisformen in der Klinik.
Die Angaben über die Häufigkeit der Kathetersepsis schwanken zwischen 0 und 8%.
Erst seit 1970 jedoch, als es in den USA zu einer Sepsiswelle durch kontaminierte Infusionsverschlüsse gekommen war, wurde der Infektionsgefährdung von Patienten im Zusammenhang mit der Infusionstherapie mehr Bedeutung beigemessen.
Die die Insertionsstelle des Katheters umgebende Hautflora scheint der Hauptausgangspunkt für die Kontamination entlang des Katheters zu sein.
Seltener wird die Katheterspitze aus dem strömenden Blut kontaminiert. Thromben, die sich häufig in der Katheterspitze bilden, sind ein idealer Nährboden für Bakterien und Pilze aller Art.
Die Häufigkeit der Kathetersepsis nimmt mit zunehmender Verweildauer des Katheters zu.
Häufigste Erreger einer Kathetersepsis sind Staphylococcus aureus, Staphylococcus epidermidis, Enterokokken, Sproßpilze und gramnegative Bakterien. Parenteral zugeführte Antibiotika vermindern das Risiko einer katheterinduzierten Sepsis nicht.

4.4.1. Wie entstehen Infektionen durch Infusionstherapie?

Vor der Verwendung von Infusionen:

- durch Sprünge bzw. Risse (Glasflaschen/ Plastikcontainer)
- durch kontaminierte Infusionsflüssigkeit, z. B. wenn Verschlüsse von Infusionsflaschen verunreinigt sind
- durch Schlauchsysteme z. B. (Dreiwegehähne, Zwischenstücke usw.)
- durch Venenkatheter
- durch Salben bzw. Antiseptika
- durch Pflaster und Verbände

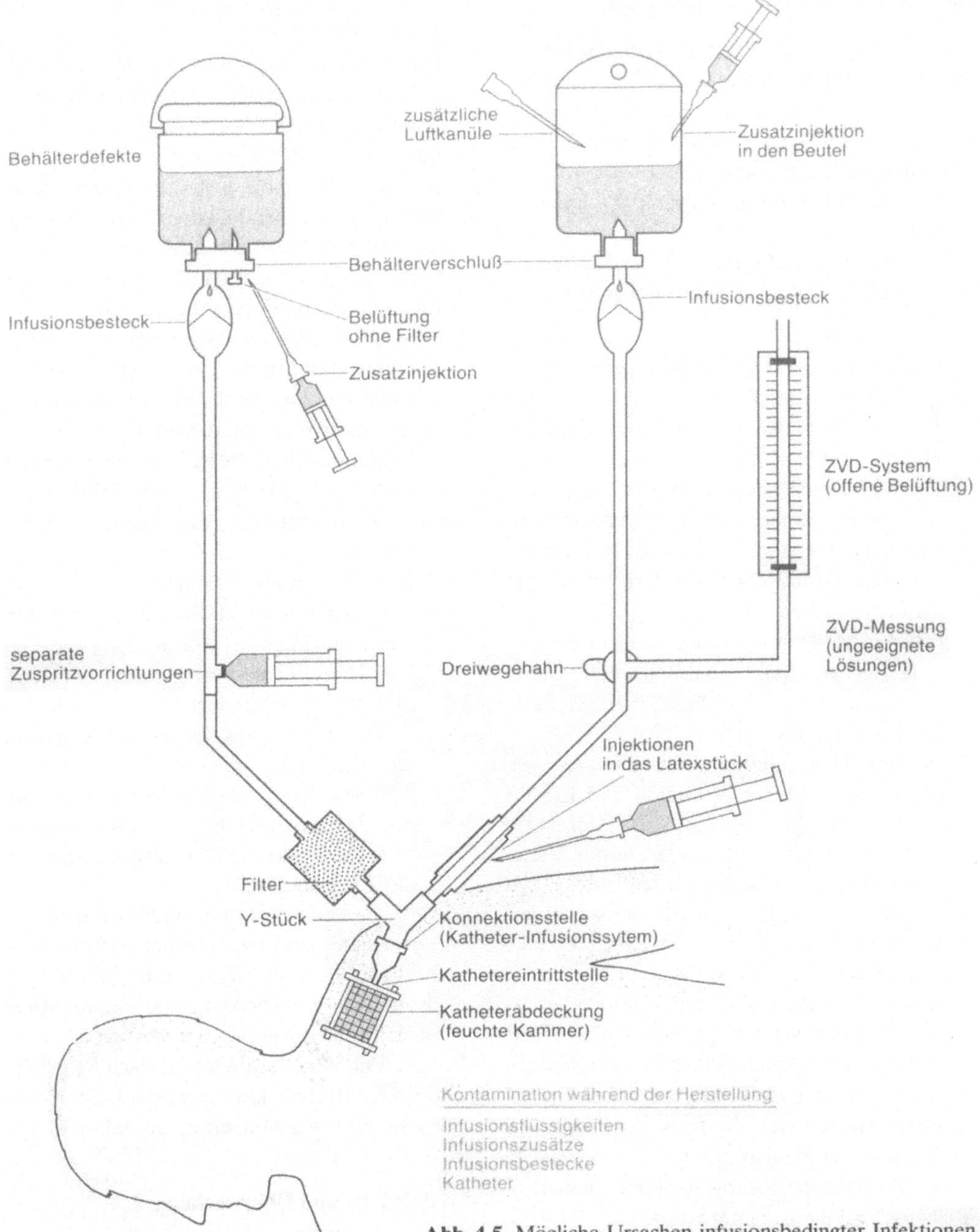

Abb. 4.5. Mögliche Ursachen infusionsbedingter Infektionen

Während der Verwendung von Infusionen:

- durch Infusionszusätze
- durch Mischen verschiedener Lösungen
- durch Luft
- durch Injektionen in die Schläuche
- durch Dreiwegehähne bzw. By-pass-Systeme (Zentralvenendruckmessungen usw.)
- durch Manipulationen am Plastikvenenkatheter bzw. an der Nadel
- seltener durch retrograde Kontamination des Infusionssystemes bei der Sepsis.

4.4.2. Wie können Infektionen bei Infusionstherapie verhütet werden

4.4.2.1. Allgemeine Verhütungsmaßnahmen

Strenge Indikationsstellung zum Legen eines Venenkatheters bzw. einer Kanüle ist absolut notwendig. Intravenöse Katheter bzw. Kanülen sollten nur dann gelegt werden, wenn es der klinische Zustand des Patienten erfordert.
Infusionen zum „Offenhalten" der Katheter bzw. der Kanülen sollten vermieden werden.

4.4.2.2. Spezielle Verhütungsmaßnahmen

1. Die Infusionsflasche ist vor Gebrauch immer auf die Unversehrtheit ihres Materials (Risse oder Sprünge) zu prüfen.
   Die Infusionslösungen müssen klar sein und dürfen keinerlei Trübungen aufweisen.
2. Medikamente sind, wenn möglich, nicht zur Infusion zuzumischen, sondern im Bypass zu verabreichen.
   Müssen Medikamente der Infusionslösung beigefügt werden, so darf dies erst unmittelbar vor Anlegen der Infusion unter sterilen Kautelen erfolgen.
3. Werden Hyperalimentationslösungen, vor allem solche, denen Vitamine und Eiweiß (z. B. Albumine, Serum usw.) zugesetzt sind, verabreicht, sollten diese unter Laminar air flow hergestellt werden.
4. Zumindest Hyperalimentationslösungen müssen mit dem Namen des Patienten und mit Datum versehen werden.
   Infusionsflaschen sind spätestens alle 24 Std., Infusionsysteme spätestens alle 48 Std. zu wechseln, einschließlich der Dreiwegehähne und der Verbindungsstücke.
5. Beim Messen des Zentralvenendrucks ist folgendes zu beachten:
   - Die Infusionslösung muß mit dem Datum gekennzeichnet werden.
   - Das Zentralvenendrucksystem muß direkt und ständig an dem Infusionsbesteck angeschlossen bleiben (z. B. Dreiwegehahn).
     Ein direkter Anschluß des ZVD-System an die Infusionsleitung ist deshalb von außerordentlicher Bedeutung, da eine Unterbrechung von Infusionssystem und Venenkatheter beim Messen des ZVD eine sehr große Kontaminationsgefahr darstellt.
6. Die Wahl der Kanüle bzw. der Katheter richtet sich nach Art und Dauer der Behandlung. Vorzugsweise sollten Metallkanülen verwendet werden.
   Bei der Verwendung von Plastikvenenkatheter ist die Gefahr einer Kathetersepsis wesentlich höher als bei Metallkanülen.
7. Beim Legen der Venenkatheter müssen folgende Punkte beachtet werden:
   - Sorgfältiges Händewaschen bzw. Händedesinfektion vor dem Legen eines peripheren bzw. zentralen Venenkatheter
   - Insertion eines zentralen Plastikvenenkatheter mit sterilen Handschuhen nach vorheriger gründlicher Desinfektion der Haut und steriler Abdeckung der Umgebung.
     Beim Legen eines Subclavia- und Jugulariskatheter ist zusätzlich ein steriler Kittel zu tragen.
   - Der Katheter sollte angenäht oder mit Pflaster so gut fixiert werden, daß der Katheter nicht aus der Vene herausrutschen kann.
   - Anlegen eines sterilen Verbandes, auf dem Datum und Uhrzeit des Katheterlegens vermerkt sind, zusätzlich auch in der Patientenkurve.
8. Die Liegedauer von peripheren Plastikvenenkatheter und -Nabelvenen/Arterienkatheter sollte nach Möglichkeit nicht länger als 48 Stunden, von zentralen Venenkatheter nicht länger als 7 Tage betragen.
9. Aus dem Venenkatheter ist nach Möglichkeit kein Blut für klinische oder bakteriologische Untersuchungen zu entnehmen.

4.4.3. Pflege und Überwachung venöser Zugänge

Beim Anschluß des Infusionsgerätes an den Patienten gilt die besondere Sorgfalt der Konnektionsstelle zwischen Infusionsgerät und Verweilkanüle bzw. Venenkatheter.
Inzwischen beweisen die Ergebnisse zahlreicher Untersuchungen, daß diese Verbindung die am meisten kontaminationsgefährdete

Stelle des Infusionssystems darstellt. Diese Kontaktstelle ist insbesondere durch die Haut des Patienten und durch den Ansatz des Katheters, der nicht so häufig gewechselt werden kann wie das Infusionsgerät, besonders kontaminationsgefährdet.
Reste von Blut- und Infusionsflüssigkeit, die sich aus technischen Gründen besonders oft an dieser Stelle ergeben, bilden einen guten Nährboden für das Wachstum von Keimen aller Art.
Es muß darauf geachtet werden, daß der Anschluß des Infusionsgerätes nur unter streng aseptischen Kautelen erfolgt. Jede zusätzliche, vermeidbare Manipulation sollte an dieser Stelle unterbleiben.
Hierbei sind folgende Punkte besonders zu beachten:

- Tägliche Inspektion der Einstichstelle und Erneuerung des sterilen Verbandes mit Datum des Katheterlegens.
- Bei Durchnässung des Verbandes (z. B. durch Blut oder Infusionslösung) ist ein zusätzlicher Verbandswechsel *notwendig.*
- Wechsel der Infusionslösungen alle 24 Std., Wechsel der Systeme (z. B. auch Dreiwegehähne, Verbindungsstücke) spätestens alle 48 Std.
- Der venöse Zugang muß gewechselt werden:
  Bei subcutanen Infiltrationen
  Bei Rötung an der Einstichstelle oder im Verlauf der Vene
  Schmerzen in diesem Bereich
  Austreten von Infusionsflüssigkeit aus der Einstichstelle
  Eitrige Sekretion aus der Einstichstelle
  Haematombildung
  Verstopfung der Katheter bzw. der Kanülen
  Auftreten von unklarem Fieber

Einen zentralvenösen Katheter nur für Infusionszwecke und zur Messung des zentralvenösen Druckes benutzen.
Unterbrechung der Verbindungsstelle zwischen Kavakatheter und Infusionsgerät nur zum Wechseln des Infusionssystems und unter streng aseptischen Bedingungen.
Beschränkung von Zusatzvorrichtungen im Infusionsgerät auf ein absolutes Minimum, da jede separat in das Infusionssystem eingeführte Zusatzvorrichtung das mikrobielle Kontaminationsrisiko erhöht.

4.4.4. Diagnostik bei Verdacht auf Katheterinfektionen

Beim Auftreten von unklarem Fieber oder Verdacht einer Kathetersepsis sollte folgendes bakteriologisch untersucht werden:

- Blut
- Venenkatherspitze
- Infusionslösung (nur bei speziellem Verdacht)
- Einstichstelle (nur bei speziellem Verdacht)

4.4.5. Vorsichtsmaßnahmen bei Infusionen

1. Die Infusion darf erst unmittelbar vor Gebrauch gerichtet werden, d. h. Einstecken der Infusionsbestecke usw.
2. Das Zumischen von Medikamenten oder anderen Infusionslösungen muß unter aseptischen Kautelen durchgeführt werden, bei Hyperalimentationslösungen am besten im Laminar air flow.
   Vor jeder Manipulation an der Infusion ist eine Händedesinfektion erforderlich!
3. Nach Möglichkeit sind alle Lösungen, die zugemischt werden, aus Ampullen zu verwenden (z. B. Glucose), die dann verworfen werden können.
   „Umfüllen" von Infusionslösung bedeutet erhebliche Infektionsgefahr!
4. Infusionssysteme sind alle 24–48 Std. zu wechseln.
5. Infusionen, denen nichts zugemischt wurde, können 24 Std. lang infundiert werden.
6. Infusionslösungen, denen Medikamente oder andere Lösungen zugemischt wurden, sind alle 12 Std. zu wechseln.
7. Alle Infusionen, die angestochen wurden und wieder gebraucht werden, sind im Kühlschrank bei 4° C aufzubewahren.
8. Infusionen, denen andere Lösungen beigemischt wurden, sollten nicht länger als 12 Std. im Kühlschrank bei 4° C gelagert werden.

4.5. Maßnahmen zur Verhinderung des Risikos von Kreuzinfektionen bei Patienten mit infektiösen Durchfallerkrankungen

Bei jedem Durchfall, möglicherweise infektiöser Ursache (z. B. Durchfall mit Fieber), sind folgende Punkte zu beachten:

1. Isolierung des Patienten, bis Infektiosität ausgeschlossen! (Keine Neuaufnahmen in ein Zimmer, in dem die Erkrankung aufgetreten ist, Kontaktpatienten bleiben bis zum Ausschluß einer erfolgten Ansteckung im gleichen Zimmer).
2. Keine Neuaufnahme von Kindern unter 18 Monaten auf die Station (gilt insbesondere bei Nachweis enteropathogener E. coli).
3. Bei jedem Durchfall möglicherweise infektiöser Ursache muß eine Stuhluntersuchung auf darmpathogene Keime erfolgen.
4. Stuhluntersuchungen bzw. Rektalabstriche müssen weiterhin durchgeführt werden bei

Nachweis von:	bei:
Salmonella typhi, paratyphi A, B u. C[a]	a, b, c
Shigellen	a, b, c
Vibrio cholerae	a, b, c
Yersinia enterocolitica	a, d
Enteritis-Salmonellen	a, d
Campylobacter fetus	a, d
Enteropathogene E. coli	a, d
Viren (vor allem Rotaviren)	a, d

[a] hier vor dem 7. Erkrankungstag nur Blutkulturen sinnvoll, da Stuhl erst nach ca. 14 Tagen positiv wird.

a) allen Kontaktpersonen desselben Zimmers
b) allen direkten Kontaktpersonen (Patienten, Pflegepersonal, Ärzte)
c) allen indirekten Kontaktpersonen, nur bei Auftreten entsprechender Symptomatik (z. B. Durchfall, Verstopfung, Übelkeit, Erbrechen, Tenesmen, Gelenkbeschwerden)
d) allen direkten und indirekten Kontaktpersonen nur bei Auftreten entsprechender Symptomatik.

Beachte (zu 4.):
a) Bei Typhus (seltener bei Paratyphus A, B und C) sind in der ersten Erkrankungswoche ca. 90% der Blutkulturen, aber erst in der dritten bis fünften Erkrankungswoche etwa 85% der Stuhlproben positiv.
b) Bei gehäuftem, epidemischen Auftreten von Durchfall bei Patienten und/oder Personal immer an gemeinsame Infektionsquelle (z. B. Nahrung) denken! Dabei ist zu beachten, daß alle als Infektionsquelle in Frage kommenden Essensreste mikrobiologisch untersucht werden müssen.
c) Die Einsendung von Stuhl ist dem Rektalabstrich vorzuziehen. Wenn Rektalabstrich (Tupfer ca. 5 cm ins Rektum einführen und umdrehen), dann muß dieser sofort transportiert werden. Bei Transportzeiten über 24 h Rektalabstrich in Transportmedium versenden.
d) Auf dem Einsendeschein muß immer die klinische Verdachtsdiagnose, evtl. mit Vorbefunden, angegeben werden.
e) Bei Nachweis von Zysten von Entamoeba histolytica im Stuhl ist fäkal-orale Übertragung möglich, daher Isolierung erforderlich (Einzelzimmer bei Beachtung der erforderlichen Hygiene – Stuhl! – nicht nötig).

5. Pflegepersonal, das infektiöse Patienten betreut, sollte Kontakt mit nicht infizierten Patienten möglichst vermeiden.
6. Erkrankt Pflegepersonal akut an Durchfall, ist jegliche direkte Patientenversorgung untersagt, bis Infektiosität ausgeschlossen.
7. Die Isolierung muß folgendermaßen durchgeführt werden:
   a) Einzelzimmer: nur bei Typhus, Paratyphus A, B und C, Shigellen-Ruhr und Cholera.
   b) Händedesinfektion nach Kontakt mit infiziertem Patienten (bei Kontakt mit Exkrementen, Sekreten usw. Einmalhandschuhe!)
   c) Überziehen von Schutzkittel bei Betreten und Ablegen des Kittels vor Verlassen des Zimmers (Schutzkittel verbleibt im Zimmer bzw. in der Schleuse; tägli-

cher Wechsel des Schutzkittels. Evtl. Einmalschürzen).

d) Nach Entlassung der infizierten Patienten und der gesunden Keimausscheider ist der gesamte Pflegebereich gründlich zu reinigen und zu desinfizieren. Besondere Sorgfalt ist dabei auf die Reinigung und Desinfektion von Badewannen, Waschschüsseln und anderen Gegenständen, die mit Stuhl oder Urin des Patienten in Berührung gekommen sein könnten, zu legen! (z. B. Toilettenbrillen).

e) Benutzte Handcreme, Seifen, Salben sind mit infektiösem Müll (speziell gekennzeichnete Säcke) zu entsorgen. Matratzen mit Plastikschoner werden einer Scheuerdesinfektion unterzogen, Matratzen ohne Plastikschoner werden chemisch oder thermisch desinfiziert (z. B. VDV-Verfahren).

f) Wäsche wird in speziell gekennzeichneten, wasserdichten Säcken (infektiöse Wäsche) entsorgt.

g) Essensreste und Geschirr werden in üblicher Weise entsorgt, eine spezielle Desinfektion ist nicht notwendig.

h) Wenn möglich, sollte für Patienten mit infektiösen Durchfallerkrankungen eine eigene Toilette reserviert werden, nach Benutzung Toilettenbrille desinfizieren. Steckbecken und Urinflaschen nach Benutzung maschinell reinigen und desinfizieren (vorzugsweise thermische Desinfektion in einer Steckbekkenspülanlage), nach Entlassung der Patienten autoklavieren.

i) Aufhebung der Isolierung:
Bei Salmonella typhi, paratyphi A, B und C müssen beispielsweise 10 Stuhlproben und 5 Urine im Abstand von jeweils 2–3 Tagen negativ sein. Bei Enteritis-Salmonellen (z. B. Salmonella typhimurium) müssen 3 Stühle im Abstand von jeweils 2–3 Tagen negativ sein. Bei Shigellen müssen 5 Stühle im Abstand von jeweils 2–3 Tagen negativ sein (beachte entsprechende Länderregelungen!).

4.6. Literatur

1. Bolton-Carter JF, Milne EH, Whittet TD (1952) Further investigation into causes of thrombophlebitis following intravenous infusions. Lancet II:660
2. Brühl P, Dohrmann R, Kanz E (1979) Die suprapubische Katheterdrainage der Harnblase in der Intensivmedizin, in: Lawin P, v. Loewenich V, Rodewald G, Schölmerich P, Stoeckel H (Hrsg) Klinische Hygiene und Intensiv-Therapie-Patient; Intensivmedizin, Notfallmedizin, Anaesthesiologie. Thieme, Stuttgart
3. Buxton AE, Highsmith AK, Garner JS, West CM, Stamm WE, Dixon RE, McGowan JE jr (1979) Contamination of intravenous infusion fluid: Effects of changing administration sets. Ann Intern Med 90:764
4. Center for Disease Control (1971) Nosocominal bacteremias associated with intravenous fluid therapy – USA. Mortal Weekly Rep 20 (Suppl. 9)
5. Daschner F (1975) Nosokomiale Infektionen – der sogenannte infektiöse Hospitalismus. Med Klin 70:1065
6. Duma RJ, Warner JF, Dalton HP (1971) Septicemia from intravenous infusions. N Engl J Med 284:257
7. Kilian J, Kanz E, Stoeckel H, Ahnefeld FW (1979) Klinisch-hygienische Probleme beim Beatmungspatienten. In: Lawin P, v. Loewenich V, Rodewald G, Schölmerich P, Stoeckel H (Hrsg) Klinische Hygiene und Intensiv-Therapie-Patient; Intensivmedizin, Notfallmedizin, Anaesthesiologie. Thieme, Stuttgart
8. Maki GD, Goldman DA, Rhame FS (1973) Infection control in intravenous therapy. Ann Intern Med 79:867

5. Gesundheitsüberwachung beim Personal

5.1. Hepatitisprophylaxe

5.1.1. Isolierung der Patienten

Hepatitis A: Hepatitis A-Kranke können – wenn immer möglich – zu Hause und brauchen nicht im Krankenhaus behandelt zu werden. Bei Einweisung ins Krankenhaus ist grundsätzlich eine Isolierung während der ersten 2–3 Wochen der Erkrankung, oder bis der Stuhl HA Ag negativ wird, wünschenswert, aber dann entbehrlich, wenn die Einhaltung der unten angeführten allgemeinen hygienischen Maßnahmen sichergestellt ist. Kleinkinder oder Stuhl-inkontinente Patienten sollen aber auf alle Fälle isoliert werden.
Hepatitis B: Isolierung grundsätzlich nicht notwendig, solang die Einhaltung der unten angeführten allgemeinen hygienischen Maßnahmen sichergestellt ist.
Nicht A- nicht B-Hepatitis: Bis zu einer weiteren Charakterisierung der Erreger dieser Erkrankung, der Pathogenese und des Übertragungsmodus gelten die gleichen Empfehlungen wie für Hepatitis B.

5.1.1.1. Handschuhe. Alle Personen mit direktem Kontakt mit Stuhl, Blut oder Gegenständen, die mit Blut oder Stuhl kontaminiert sind, müssen Einmalhandschuhe tragen. Das gleiche gilt für Injektionen, Blutentnahmen oder andere Eingriffe, bei denen mit Blutungen gerechnet werden muß. Personen mit Dermatitis sollten bei jedem direkten Kontakt mit dem Patienten Handschuhe tragen.

5.1.1.2. Hände. Hände müssen gewaschen bzw. desinfiziert werden vor und nach jedem direkten Kontakt mit den Patienten oder bei direktem bzw. indirektem Kontakt mit Blut oder Faeces des Patienten, kontaminierten Instrumenten oder kontaminierter Wäsche. Das Bundesgesundheitsamt empfiehlt 1% Chloramin-T Lösung zur Händedesinfektion, die Hautverträglichkeit ist jedoch sehr schlecht.

5.1.1.3. Schutzkittel. Schutzkittel müssen von allen Personen getragen werden, die mit Blut oder Faeces des Patienten Kontakt haben, oder die Eingriffe ausführen, bei denen mit Blutverspritzen oder Kontamination mit Stuhl gerechnet werden muß.

5.1.1.4. Mundschutz. Bei allen Eingriffen, bei denen mit Verspritzen von Blut oder fäkalem Material gerechnet werden muß, müssen Schutzmasken getragen werden. Mundschutz bei normaler Venenpunktion ist nicht notwendig.

5.1.1.5. Bücher, Spielzeug. Hepatitiskranke sollten nur ihre eigenen Bücher lesen; unter diesen Umständen sind spezielle Maßnahmen nicht notwendig, es sei denn, die Gegenstände und Bücher wurden sichtbar mit Blut oder Stuhl kontaminiert. Kinder mit Hepatitis sollten nicht Spielzeug mit anderen Kindern teilen; blut- bzw. stuhlkontaminierte Gegenstände müssen unmittelbar nach Kontamination desinfiziert werden.

5.1.1.6. Blutdruckmanschetten und Stethoskope. Desinfektion notwendig unmittelbar nach Kontamination mit Blut, Stuhl oder anderen Körperflüssigkeiten, die Blut enthalten.

5.1.1.7. Thermometer. Jeder Patient erhält ein nur für ihn bestimmtes Thermometer. Temperaturmessen stets mit Einmalhandschuhen. Die Thermometer werden unmittelbar nach Benutzung, wenn notwendig, mit einem Einmalhandtuch von grober Kontamination befreit und desinfiziert.

5.1.1.8. Nadeln und Spritzen. Nur Einmalnadeln und Einmalspritzen verwenden. Gebrauchte Nadeln sollten nicht mehr in die Plastikhülle zurückgesteckt werden, da dabei Verletzungen passieren können. Entsorgung von Nadeln, Spritzen, Infusionsbestecken, usw. in speziell gekennzeichneten, wasserdichten und vor allem punktionssicheren Behältern.
Diese Behälter werden mit dem infektiösen Müll (speziell gekennzeichnete Säcke!) zur Verbrennung transportiert. Ist Verbrennung nicht möglich, müssen Behälter, die blutige Nadeln, Spritzen, usw. enthalten, vor Transport auf eine Mülldeponie desinfiziert oder autoklaviert werden.

5.1.1.9. Verbände und anderer Abfall. Entsorgung in reißfesten Plastik- oder Papiersäkken im Zimmer des Patienten. Weitertransport zur Verbrennung in speziell gekennzeichneten Säcken (infektiöser Müll).

5.1.1.10. Urin und Stuhl. Jeder Patient erhält ein nur für ihn bestimmtes Steckbecken und eine Urinflasche. Nach Entlassung des Patienten werden diese desinfiziert. Kinder und inkontinente Patienten dürfen nicht die gleiche Toilette wie andere Patienten benutzen. Dasselbe gilt für Patienten, bei denen aus körperlichen oder psychischen Gründen die Gefahr einer Verschmutzung der Toilette mit Stuhl oder Urin besteht. Die übrigen Patienten können dieselbe Toilette wie andere benutzen. Jeder Patient muß sich nach Benutzung der Toilette die Hände waschen. Stuhl und Urin von Erkrankten werden am besten mit einer Steckbecken-Spülanlage entsorgt. Steckbecken und Urinflasche müssen dabei thermisch oder chemisch desinfiziert werden.

5.1.1.11. Endoskope, Zystoskope, Proktoskope, Bronchoskope, Verneblersysteme, Beatmungsmaschinen, etc. Nach Verwendung Desinfektion bzw. Sterilisation mit Verfahren, die gegen Hepatitis-Viren als wirksam angesehen werden. Beachte bei der Desinfektion vor allem die benötigten Konzentrationen und Einwirkungszeiten, und daß definitive Beweise für eine 100%ige Inaktivierung der verschiedenen Hepatitisviren, vor allem der Erreger der Nicht A – nicht B Hepatitis, durch die üblichen Desinfektionsmittel bisher nicht vorliegen.

5.1.1.12. Bettwäsche. Bettwäsche wird generell als infektiöse Wäsche entsorgt, wobei die Wäschestücke noch im Patientenzimmer in die entsprechenden Säcke gebracht werden. Bei inkontinenten Patienten erhalten die Matratzen und Kopfkissen Plastiküberzüge. Wenn in der Wäscherei kontaminierte Wäsche berührt werden muß, erfolgt dies mit Einmalhandschuhen. Die Waschtemperatur beträgt 10 min lang 90 °C.

5.1.1.13. Trinkgläser, Geschirr, Bestecke. Trink- oder Zahnputzgläser, Geschirr, Bestecke, Zahnbürsten, Nagelscheren etc. sollten auf keinen Fall von mehreren Patienten verwendet werden. Benutzung von Einmalgeschirr ist wünschenswert, aber nicht absolut notwendig, wenn eine entsprechende Reinigung und Desinfektion der Essutensilien durch den Waschvorgang (Geschirrspülmaschine) gewährleistet ist.
Krankengeschichten. Keine speziellen Maßnahmen notwendig, aber Kennzeichnung der Krankengeschichte mit der Aufschrift „Hepatitis".
Kleidung des Patienten und persönliche Gegenstände. Keine besonderen Maßnahmen erforderlich, mit Ausnahme nach Kontamination mit Blut oder Stuhl. Dann ist eine Desinfektion notwendig.
Laborproben. Es ist ganz besonders darauf zu achten, daß Laborproben und Behältnisse für Urin, Sputum, Stuhl und vor allem Blut außen nicht kontaminiert werden. Dasselbe gilt auch für den Begleitschein. Laborproben müssen festverschlossen, bruchsicher und doppelt verpackt transportiert werden. Sowohl der Begleitschein wie auch die entsprechende Probe werden mit der Aufschrift „Hepatitis" versehen.
Besucher. Besucher meiden jeden engen körperlichen Kontakt mit dem Patienten oder Kontakt mit Stuhl oder Blut des Patienten. Händewaschen bei Verlassen des Zimmers.
Flächen, Fußböden. Eine routinemäßige Fuß-

boden- und Flächendesinfektion, d. h. Zusatz von Desinfektionsmitteln zu jedem Putzwasser ist nicht notwendig. Nach jeder Kontamination von Flächen durch Stuhl, Blut, Urin und andere Körpersekrete, ist jedoch sofort eine Desinfektion der kontaminierten Fläche mit einem aldehyd- oder chlorhaltigen Mittel erforderlich. Das Personal trägt dazu Einmalhandschuhe. Die tägliche routinemäßige Reinigung des Raums erfolgt mit frisch gewaschenen Putzlappen bzw. Einmallappen und Einmalhandschuhen. Putzlappen sollten nicht für mehrere Zimmer hintereinander verwendet werden. Als Schlußdesinfektion genügt eine Scheuer-Wischdesinfektion, doch sollten örtlich bestehende Richtlinien beachtet werden. Ein Besprühen der Flächen allein ist nicht ausreichend.

5.1.1.14. Hausreinigung

a) Alle oben genannten Punkte gelten auch für das Putzpersonal.
b) Jeder Abfallkorb enthält einen möglichst reißdichten Plastikbeutel, der niemals so überfüllt werden darf, daß der Abfall mit den Händen zusammengedrückt werden muß.
c) Jeder Abfall einer Dialysestation gilt als infektiös und wird vorzugsweise verbrannt.
d) Spritzen, Nadeln, Infusionsbestecke und andere Einmalinstrumente, die mit Blut in Berührung kamen, müssen in wasser- sowie perforationsdichten Behältnissen entsorgt werden.
e) Da die Außenseite von Abfallsäcken, Behältnissen von Nadeln usw. kontaminiert sein kann, werden diese vor Entsorgung nochmals in einem sauberen Plastiksack verpackt.
f) Bettwäsche aus Dialyseeinheiten wird als „Infektionswäsche" betrachtet und entsprechend entsorgt (speziell gekennzeichnete Säcke).
g) Personal der Wäscherei trägt Einmalhandschuhe, wenn es diese Wäsche berühren muß.
h) Putzpersonal trägt während der Arbeit Einmalhandschuhe und speziellen Schutzkittel.
i) Der Zusatz von aldehyd- oder chlorhaltigen Desinfektionsmitteln zum Putzwasser in Räumen, in denen HbsAg-positive Patienten dialysiert oder gepflegt werden, wird empfohlen. Generell wird für jedes Zimmer ein frisch gewaschener Putzlappen oder ein Einmallappen verwendet.

5.1.2. Immunprophylaxe bei Virus-Hepatitis

5.1.2.1. Hepatitis A

1. Praktisches Vorgehen. Patienten mit Hepatitis-A-Infektionen sollten vorzugsweise von Pflegepersonal versorgt werden, welches Hepatitis-A-Antikörper besitzt. Inwieweit eine generelle Immunprophylaxe von Pflegepersonen auf Intensivstationen, die Patienten mit Hepatitis A mehrere Stunden am Tag versorgen, notwendig ist, kann noch nicht mit Sicherheit gesagt werden. Bei Nadelstichverletzungen oder Verspritzen von infektiösem Material ins Gesicht, Mund, Augen usw. ist folgendes Vorgehen empfehlenswert:
Blutentnahme bei der Pflegeperson, ob Hepatitis-A-Antikörper vorliegen; wenn diese nicht vorhanden sind, empfiehlt sich eine einmalige intramuskuläre Verabreichung von 0,02–0,12 ml pro kg Körpergewicht einer 16%igen Lösung normalen Immunglobulins vom Menschen (z. B. Beriglobin, Gammaglobulin, Human 16%ig).
Eine Verminderung oder Abschwächung einer Hepatitis-A-Erkrankung durch normales Immunglobulin vom Menschen kann nur entweder vor der Infektion oder in der frühen Inkubationsphase (etwa 10 Tage nach der Infektion) erreicht werden.

5.1.2.2. Hepatitis B

1. *Akzidentielle parenterale oder Schleimhautexposition mit Hbs-antigenhaltigem bzw. HBV-haltigem Material* (z. B. Nadelstichverletzung, Spritzer von infektiösem Material in die Augen, Verschlucken von infektiösem Material): Hepatitis-B-Immunglobulin sollte möglichst bald (innerhalb von 6–12 h) nach dem Inokulationsereignis sowie 4–6 Wochen und 8–12 Wochen später je 0,04–0,06 ml HBIG/kg Körpergewicht i. m. appliziert werden (z. B. Gammapro-

tekt, Hepatitis-B-Immunglobulin, Aunativ). Vorher muß sowohl vom Patienten wie auch vom Pflegepersonal Blut abgenommen werden (HBs-AG, Anti-HBs, Hbe-Antigen usw.). Ist der Patient HBs-AG-negativ, so ist die Infektiosität gering. Ist die Pflegeperson Anti-HBs-positiv, so ist sie immun, so daß sich die Gabe von Immunglobulin erübrigt. Ist der Patient Hbe-Antigen-positiv, so ist die Infektiosität des Blutes besonders hoch. Ist die Pflegeperson HBs-AG-positiv, so ist die passive Immunisierung nicht indiziert. Die Durchführung von Tests zur Bestimmung von HBs-AG bzw. Anti-HBs sollte die Gabe des Hepatitis-Immunglobulins aber nicht über den oben angegebenen Zeitraum verzögern, da die Injektion von Hepatitis-Immunglobulin auch bei HBs-AG-Trägern oder Personen mit bereits vorhandenen Anti-HBs nicht zu Nebenreaktionen führt. Die passive Immunisierung mit Hepatitis-Immunglobulin ist nach 4–6 Wochen zu wiederholen.

2. *Personal auf Intensivpflegestationen mit hoher Dialysefrequenz:* Es wird empfohlen, Personal, welches keine Antikörper gegen HBs-AG besitzt und HBs-AG-negativ ist, mit Hepatitis-Immunglobulin passiv zu immunisieren. Wiederholte Injektionen alle 3–4 Monate sind unter ständiger serologischer Kontrolle notwendig.
3. *Neugeborene auf Intensivpflegestationen von HBs-Antigen-positiven Müttern:* Die Immunprophylaxe wird befürwortet, wenn die Mutter im letzten Schwangerschaftsdrittel an Hepatitis B erkrankt war oder HBs-AG-positiv ist, besonders bei gleichzeitig positivem Hbe-Antigen-Befund bzw. negativem Anti-Hbe-Befund. Als Dosierung wird empfohlen: Im Laufe der ersten Lebenstage 0,25 ml/kg i. m. Hepatitis-B-Immunglobulin; 3 Wochen später dieselbe Dosis.

5.1.3. Tuberkuloseprophylaxe

Bei allen Beschäftigten einer Intensivpflegestation muß vor Aufnahme der Tätigkeit eine Röntgenaufnahme des Thorax und eine Tuberkulinprobe (Testung bis zu 100 E GT im Mantoux-Test) durchgeführt werden.

5.1.3.1. Bei tuberkulin-negativem Personal

1. Die Durchführung einer Tuberkuloseimpfung ist zu empfehlen. 8–12 Wochen später ist der Erfolg der Tuberkuloseimpfung durch eine Tuberkulinprobe zu bestätigen.
2. Bei tuberkulin-negativem Personal ist halbjährlich eine Tuberkulinprobe zu wiederholen.
3. In mindestens jährlichem Abstand ist eine Röntgenaufnahme des Thorax anzufertigen. Werden auf einer Intensivstation mehrmals pro Jahr Patienten mit offener Tbc, insbesondere der Lunge, versorgt, so sollte der Abstand der Röntgenaufnahme des Thorax nicht länger als 6 Monate betragen.
4. Bei Tuberkulinkonversion ist eine prophylaktische Chemotherapie durchzuführen.

5.1.3.2. Bei tuberkulin-positivem Personal

1. Röntgenaufnahme des Thorax jährlich oder unter bestimmten Umständen (s. 3. oben) halbjährlich.

5.1.3.3. Vorgehen bei Kontakt mit Patienten mit offener Tbc: s. Tabelle 5.1.

a) bei tuberkulin-positivem Personal 8–12 Wochen später Röntgenaufnahme des Thorax (mikroskopische und kulturelle Untersuchung auf Tbc bei Ansteckungsverdacht),
b) bei tuberkulin-negativem Personal, welches häufigen und direkten pflegerischen Kontakt mit dem Patienten hatte: weitere Kontrollen der Tuberkulinreaktion 2 und 4 Monate nach Ende des Kontakts. Weiter s. Tabelle 5.1.

Bleibt die Tuberkulinreaktion mit 100 E GT im Mantoux-Test negativ, keine weiteren Maßnahmen. Wird die Tuberkulinreaktion positiv, präventive Behandlung entsprechend der Empfindlichkeit der gestreuten Erreger.

Es ist dafür Sorge zu tragen, daß auf jeden Fall eine Empfindlichkeitsprüfung mit den Keimen der Infektionsquelle durchgeführt wird – falls sie nicht schon vorliegt –, damit für die präventive Behandlung das bestgeeig-

Tabelle 5.1. Vorgehen bei Tuberkuloseexposition von Personal auf Intensivpflegestationen

Patient

Exposition: Patient mit unbehandelter offener Tbc[a]

Personal

Tbc-Probe vor Exposition: positiv

Tbc-Probe vor Exposition: negativ → Tuberkulinprobe

8–12 Wochen später Rö.-Thorax; Kultur auf Tbc + Mikroskopie bei Ansteckungsverdacht

⊕ → Spezialist konsultieren

⊖ → keine weiteren Maßnahmen

Tuberkulinprobe ⊕ → Rö. Thorax; Sputum Mikroskopie + Kultur

Rö. und/oder Bakt. + → Erkrankung: Therapie

Rö. u. Bakt. – → Konversion: INH-Prophylaxe

Tuberkulinprobe ⊖ → 2 Monate später erneute Tuberkulinprobe (bis 100 E GT Mantoux-Test)

⊕ → Rö. Thorax; Sputum Mikroskopie + Kultur

⊖ → keine weiteren Maßnahmen

[a] 3 Wochen nach Beginn der Chemotherapie meist keine Ansteckungsgefahr mehr, wenn Erreger für INH und RMP sensibel

nete Mittel ausgewählt werden kann. Bei Empfindlichkeit für alle Mittel steht Isoniazid an erster Stelle, Rifampicin an zweiter.

5.1.4. Besondere Vorsichtsmaßnahmen bei der Pflege von Tuberkulosepatienten

5.1.4.1. Chirurgische Eingriffe

1. Operationen, die nicht unbedingt notfallsmäßig durchgeführt werden müssen, sollten bis 3 Wochen nach Beginn der Chemotherapie verschoben werden.
2. Folgende Vorsichtsmaßnahmen sind notwendig, wenn der Patient Tuberkel-Bakterien (Sputum, Urin usw.) ausscheidet:
   a) Das Personal des Operationssaals ist von der Diagnose in Kenntnis zu setzen. Dies betrifft insbesondere das Operations- und Anaesthesiepersonal.
   b) Zur Anaesthesie sollte möglichst viel Einwegmaterial benutzt werden. Das Einwegmaterial wird anschließend in Plastiksäcke verpackt und als Infektionsmüll gekennzeichnet zur Verbrennung gegeben.
   Alle übrigen Materialien bzw. Gegenstände werden desinfiziert bzw. sterilisiert.
   Das Beatmungsgerät wird unmittelbar nach Gebrauch zur Desinfektion gebracht.
   c) Der Operationssaal, Einleitungs- und Ausleitungsräume werden nach dem Eingriff entsprechend den Richtlinien des Bundesseuchengesetzes desinfiziert.

5.1.4.2. Besondere Hinweise für Patienten

1. Der Patient muß darauf hingewiesen werden, daß er beim Husten und Niesen Nase und Mund mit einem Papiertuch bedeckt, das anschließend in einen speziellen Behälter abgeworfen wird. Dieser muß entweder autoklavierbar sein oder vorzugsweise aus Einmalmaterial bestehen. Patienten dürfen nur in spezielle Behälter mit Deckel (vorzugsweise Einmalmaterial) ausspucken.
2. Patienten mit Tuberkulose der Lunge müssen bei Verlassen des Patientenzimmers bzw. der Isoliereinheit jeweils einen fri-

schen, trockenen Mundschutz tragen, solange Ansteckungsgefahr besteht (bis ca. 3 Wochen nach Beginn der Chemotherapie).

5.1.5. Allgemeine Gesundheitsüberwachung des Personals auf Intensivpflegestationen

5.1.5.1. Risiko für das Personal, ausgehend vom Patienten. Tuberkulose, Meningokokken-Meningitis, virale Atemwegsinfektionen, Poliomyelitis, Hepatitis und infektiöse Durchfallerkrankungen (z. B. hervorgerufen von Salmonellen, Shigellen, Viren) stellen ein besonderes Risiko für das Personal dar.
Darüber hinaus können bestimmte Staphylokokken- oder Streptokokken-Infektionen zu verschiedenartigen Erkrankungen auch beim Personal führen. Die überwiegende Mehrzahl der infektiösen Erkrankungen beim Patienten, vor allem solche, die von gramnegativen Bakterien (z. B. Klebsiellen, Pseudomonas aeruginosa, E. coli usw.) verursacht werden, sind jedoch für das Personal weitgehend gefahrlos.

5.1.5.2. Risiko für den Patienten, ausgehend vom Personal. Die häufigsten Erkrankungen, die vom Personal auf Patienten übertragen werden, sind:
Virusinfektionen der oberen Luftwege, Staphylokokken- und Streptokokkeninfektionen (z. B. Staphylokokkenabszesse, superinfizierte Ekzeme, Streptokokkenangina) und infektiöse Durchfallerkrankungen (z. B. durch Salmonellen, Shigellen oder Viren hervorgerufen).

5.1.5.3. Einstellungsuntersuchung

1. Vor Aufnahme der Tätigkeit sind alle Beschäftigten am Einstellungstag einer ärztlichen Eignungsuntersuchung zu unterziehen. Hierbei ist neben der allgemeinen ärztlichen Untersuchung (z. B. Urinstatus, Blutkörpersenkungsgeschwindigkeit, Blutbild, Beurteilung der Konstitution) eine Tuberkulintestung (z. B. Tine- oder Stempeltest) mit Röntgenübersichtsaufnahme der Lunge durchzuführen.
2. Darüber hinaus wird beim medizinischen Personal (Schwestern, Ärzte, Laborpersonal usw.) die Transaminasenbestimmung (GPT, GOT, Hbs Antigen) empfohlen.

Ergibt sich bei diesen Untersuchungen ein Verdacht auf pathologische Veränderungen bei dem (der) Bediensteten, so ist der (die) Bedienstete vom untersuchenden Arzt auf die – wenn auch noch nicht sichere – diagnostische Veränderung aufmerksam zu machen, damit er (sie) sein Verhalten entsprechend einrichten kann.

5.1.5.4. Vorzeitige Überwachungsuntersuchung

1. Berufsanfänger, z. B. MTA- und Krankenpflegeschülerinnen und Personen, die bei der Einstellungsuntersuchung tuberkulinnegativ reagierten, sind nach 6 Monaten und nach erkannter akuter Gefährdung wieder zu untersuchen (Tuberkulinprobe).
2. Diese Untersuchung ist für Personen mit negativer Tuberkulinreaktion halbjährlich zu wiederholen.
3. Bei Umschlagen des Tests ist zusätzlich eine Lungenaufnahme anzufertigen.

5.1.5.5. Weitere Überwachungsuntersuchungen

1. Beschäftigte auf Intensivstationen sind in Abständen von einem Jahr einer Überwachungsuntersuchung zu unterziehen. Vorgehen bei Tb-Exposition auf der Station s. Tabelle 5.1.
2. Bei der Überwachungsuntersuchung soll ein Tuberkulintest gemacht werden, falls keine Schutzimpfung durchgeführt wurde. Beim Pflege- und Laborpersonal wird empfohlen, die unter 5.1.3.3. genannten Untersuchungen durchzuführen. Bei Personen mit positiver Tuberkulinreaktion ist eine Röntgenübersichtsaufnahme der Lunge anzufertigen.
3. Beim Ausscheiden aus dem Dienst ist eine Untersuchung, einschließlich einer Röntgenaufnahme der Thorax vorzunehmen. Dem Untersuchten ist anzuraten, sich nach 3 Monaten nachuntersuchen zu lassen.

5.1.5.6. Infektiöse Durchfallerkrankungen. Personal, welches eine Reise in südeuropäische Staaten, Afrika, Rußland, Asien, Süd-

Merkblatt* zur
„Infektionskontrolle beim Krankenhauspersonal“

1. Die zuständigen Personalärzte sind: ______________________

____

Tel.: ______________________

An sie können Sie sich in allen Fragen, die Ihre Gesundheit am Arbeitsplatz betreffen, wenden.

Sprechzeiten: ______________________

2. Wenn Sie Abszesse, Furunkel, eiternde Wunden usw. haben, dürfen Sie während der Dauer der Erkrankung nicht in der Krankenversorgung arbeiten (Arbeitsunfähigkeitsbescheinigung durch einen Arzt ist erforderlich).

3. Wenn Sie noch keine Röteln gehabt haben und als Person weiblichen Geschlechts noch keine 40 Jahre alt sind, auf Kinderstationen, Infektionsstationen oder Intensivstationen arbeiten, wird dringend empfohlen, daß Sie sich einer Rötelnschutzimpfung unterziehen. Wenn Sie in der Frühschwangerschaft Röteln bekommen sollten, wäre Ihr Kind durch verschiedene Mißbildungen schwer gefährdet.

4. Wenn Sie noch nicht gegen Kinderlähmung, Tetanus, Diphterie geimpft sind, wird empfohlen, dies nachzuholen.

5. Wenn Sie an der Dienststelle an Durchfall erkranken, so müssen Sie dies unverzüglich dem Personalarzt melden. Dies gilt besonders bei Durchfall mit schleimigem oder blutigem Stuhl sowie Durchfall, Übelkeit und Erbrechen nach Aufnahme von in der Klinik hergestellter Nahrung.

Wenn Sie bei Abwesenheit von der Dienststelle, vor allem aber auf Reisen in südeuropäische Länder, Afrika, Rußland, Asien, Süd- und Mittelamerika an Durchfall erkranken, so soll möglichst noch vor Dienstantritt dem Personalarzt umgehend eine ärztliche Bescheinigung vorgelegt werden, daß der Stuhl frei von pathogenen Keimen ist. Dies gilt ganz besonders bei Durchfällen mit blutigem oder schleimigem Stuhl.

6. Sie haben Anrecht auf eine Abschlußuntersuchung. Es wird empfohlen, diese vor Ausscheiden aus der Klinik beim Personalarzt durchführen zu lassen. Falls eine direkte Weiterbeschäftigung im öffentlichen Gesundheitswesen erfolgt, so kann die Untersuchung als Einstellungsuntersuchung auch am neuen Arbeitsplatz durchgeführt werden.

7. Wenn Sie tuberkulin-negativ sind, wird eine BCG-Impfung empfohlen. Bei negativer Tuberkulinreaktion muß die Tuberkulinprobe halbjährlich wiederholt werden. Bei Positivwerden des Testes ist eine Röntgenaufnahme des Thorax anzufertigen.

8. In Abhängigkeit von Ihrem Einsatzort im Klinikum müssen Sie sich in jährlichen bis 5jährlichen Abständen einer Überwachungsuntersuchung durch die Personalärzte unterziehen. Zu diesen Untersuchungen werden Sie schriftlich aufgefordert. Wenn Sie dieser Aufforderung nicht nachkommen, könnte dies für Sie gesundheitliche Folgen, aber auch dienst- bzw. arbeitsrechtliche Konsequenzen haben.

---

* Dieses Merkblatt erhält der Beschäftigte bei Einstellung ausgehändigt.

amerika und Mittelamerika unternommen hat und während dieser Reise an Durchfall erkrankte, soll vor Dienstantritt eine ärztliche Bescheinigung vorlegen, daß der Stuhl frei von pathogenen Keimen ist. Dasselbe gilt bei Abwesenheit von der Dienststelle wegen Durchfallerkrankung.

5.1.5.7. Staphylokokken-, Streptokokkenerkrankungen. Personal mit Staphylokokken- und Streptokokkenerkrankungen, vorwiegend Streptokokkenangina, Abszesse, Furunkulose, eiternden Wunden usw. darf nicht in der Krankenversorgung eingesetzt werden.

5.1.5.8. Rötelnschutzimpfung. Anläßlich der Einstellungsuntersuchung wird empfohlen, bei allen weiblichen Personen bis zum 40. Lebensjahr eine Rötelnantikörpertiter-Untersuchung durchzuführen. Dies gilt vorzugsweise bei Personen, die in der Kinderklinik und auf Kinderstationen eingesetzt werden. Personal mit fehlenden Rötelnantikörpertitern soll gegen Röteln schutzgeimpft werden.

5.1.5.9. Poliomyelitisschutzimpfung. Intensivpflegepersonal sollte polioschutzgeimpft sein. Dies gilt insbesondere für Personal von Kinderkliniken.

5.2. Literatur

1. Virushepatitiden. Bundesgesundhbl 22 (Nr 26): 473 (1979)
2. I. Guidelines for the management of patients hospitalized with viral hepatitis. Hepatitis Surveillance Report No 44, Center for Disease Control, 1–3 (1979)
3. Favero MS, Maynard JE, Leger RT, Graham DR, Dixon RE (1979) Ann Intern Med 91:872
4. Advances in Viral Hepatitis. Report of the WHO Expert Committee on Viral Hepatitis. Technical Report Series 602 (1977) und Technical Report Series (1980) im Druck
5. Deinhardt F (1980) Diagnostik und Prophylaxe der Virushepatitiden. Med Klin 75:2
6. Kaslow RA, Garner JS (1979) Hospital personnel. In: Hospital infections. Bennet JV, Brachman PhS, (eds) Little, Brown and Comp., Boston

6. Isolierung infizierter Patienten auf Intensiv- sowie Normalpflegestationen

Infizierte Patienten werden in vielen Krankenhäusern in speziellen Isolier- oder Infektionsabteilungen behandelt. Die Einweisung eines Patienten mit dem Verdacht oder der gesicherten Diagnose einer Infektionskrankheit erfolgt meist automatisch in diese Spezialpflegeeinheiten.

Der Patient, der wegen eines Unfalls oder einer anderen lebensbedrohlichen Erkrankung in die Klinik eingewiesen wird, kommt häufig zunächst auf die Intensivstation. Wenn nach den ersten lebensrettenden Maßnahmen eine Infektionskrankheit diagnostiziert wird, muß der Patient wegen seines schweren Grundleidens trotzdem weiter auf der Intensivstation behandelt werden. Auch der Patient, der mit einer bekannten Infektionskrankheit auf Isolier- oder Normalpflegestation schon isoliert ist und dessen Allgemeinzustand sich plötzlich akut verschlechtert, wird auf die Intensivstation verlegt und muß dort isoliert werden. Daher ist gerade bei der Arbeit auf Intensivpflegestationen wichtig zu wissen, welche Maßnahmen getroffen werden müssen, um zu verhüten, daß Infektionen von Patient zu Patient, von Personal zu Patient oder von Patient zu Personal übertragen werden. Die Möglichkeit der Keimübertragung hängt auf Intensivstationen auch von den baulichen Gegebenheiten ab.

Durch die bauliche Aufteilung unterscheidet man Intensivstationen im wesentlichen in:

a) Offene Stationen, bei denen die Betten nur durch einen bestimmten Abstand voneinander getrennt sind (Abb. 6.1).
b) Stationen, bei denen zwischen den Betten Trennwände vorhanden sind, sog. offene Boxen (Abb. 6.2).
c) Stationen, bei denen einzelne Betten in geschlossenen Boxen stehen (Abb. 6.3).
d) Im Idealfalle besitzt eine Station für zu isolierende Patienten mehrere Zimmer (am besten 60% der verfügbaren Betten) mit Schleusen, Pflegearbeitsräumen und Bad (Abb. 6.4).

6.1. Übertragungswege von Infektionen (Tabelle 6.1)

6.1.1. Direkter Kontakt durch Personen

Der weitaus häufigste Überträger von Infektionen ist der Mensch selbst, das heißt, in der Klinik in erster Linie Personen, die direkten pflegerischen Kontakt mit dem Patienten haben, wobei kontaminierte Hände bei der Übertragung von Infektionen die wichtigste Rolle spielen.

6.1.2. Indirekter Kontakt: Gegenstände – Umgebung

Wände, Decken, Fußboden, Einrichtungsgegenstände u. a. m., die keinen direkten Kontakt zum Patienten haben, stellen für ihn keine oder nur eine sehr geringe Infektionsgefahr dar.

Gegenstände, die direkten Kontakt zu ihm haben, wie z. B. Instrumente, Verbandsmaterial u. a. m., spielen als Keimüberträger eine wichtigere Rolle (Tabelle 6.2).

6.1.3. Keimübertragung durch die Luft

Die häufigste Übertragung von Keimen durch die Luft geschieht bei Sprechen, Niesen oder Husten. Aber auch sog. Trockenkeime (Staphylokokken), die sich in trockenem Milieu (Staub) gut und lange halten, können am Staubpartikel gebunden über den Luftweg zu einer Infektion führen, indem sie sich in großflächige Wunden, bei Operationen oder auf Verbrennungen absedimentieren.

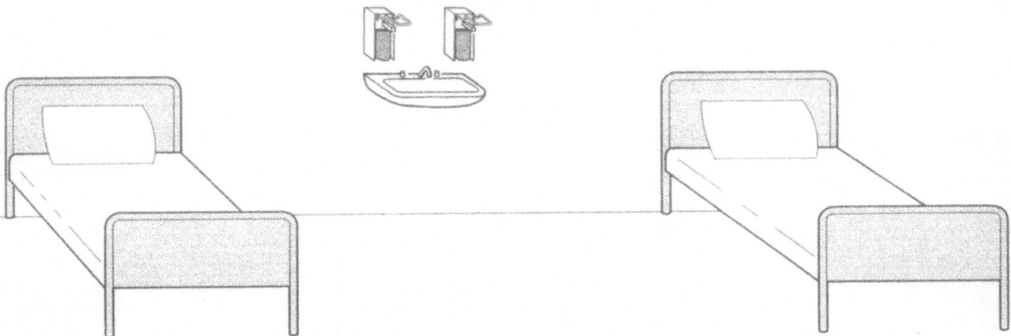

Abb. 6.1. Beispiel der räumlichen Trennung von Patientenbetten auf einer Intensivstation. Jeder Bettplatz muß über die Möglichkeit der Händedesinfektion und des Händewaschens (Wandspender für Händedesinfektionsmittel und Flüssigseife) verfügen. In solchen Einheiten können Patienten untergebracht werden, bei denen keine Isolierung notwendig ist

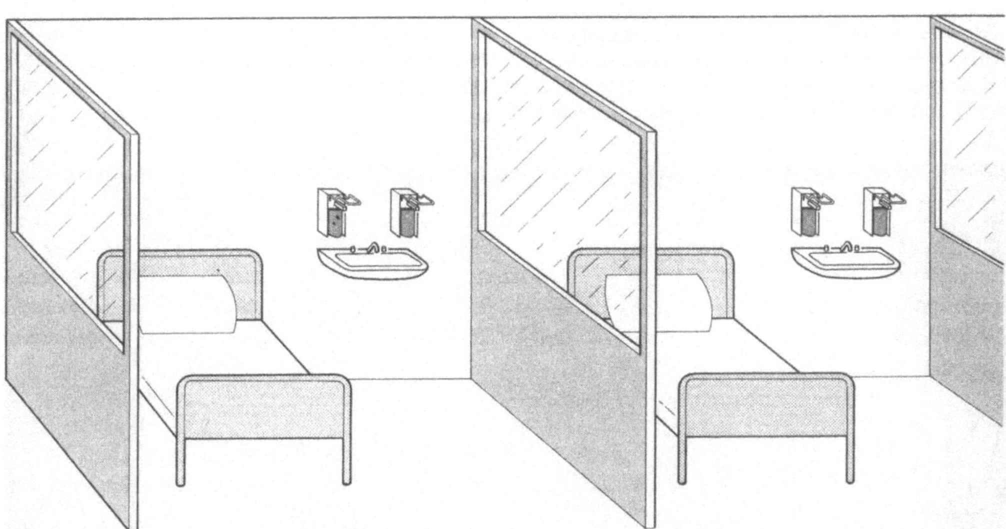

Abb. 6.2. Beispiel der räumlichen Trennung von Patientenbetten auf einer Intensivstation durch Trennwände. Jeder Bettplatz muß über die Möglichkeit der Händedesinfektion und des Händewaschens (Wandspender für Händedesinfektionsmittel und Flüssigseife) verfügen. In solchen Einheiten können infizierte Patienten untergebracht werden, bei denen keine Isolierung notwendig ist

Aktivitäten, die in der Nähe des Patienten zu einer Staubaufwirbelung führen, z. B. Bettenmachen, sind mit großer Sorgfalt durchzuführen.

Keimübertragung über den Luftweg kann auch von medikotechnischen Geräten ausgehen. Besonders kontaminierte Beatmungs- und Inhalationsgeräte (Ultraschallvernebler) können auf Grund der weiten und intensiven Streuung eine Gefahr für den Patienten sein.

6.1.4. Keimübertragung durch pharmazeutische Produkte

Produkte der Pharmaindustrie können bis zur Anwendung auf zwei verschiedene Weisen kontaminiert werden.

Auf der einen Seite kann bei der Produktion ein Fehler unterlaufen, so daß das Produkt schon kontaminiert den Hersteller verläßt. Auf der anderen Seite besteht in der Klinik

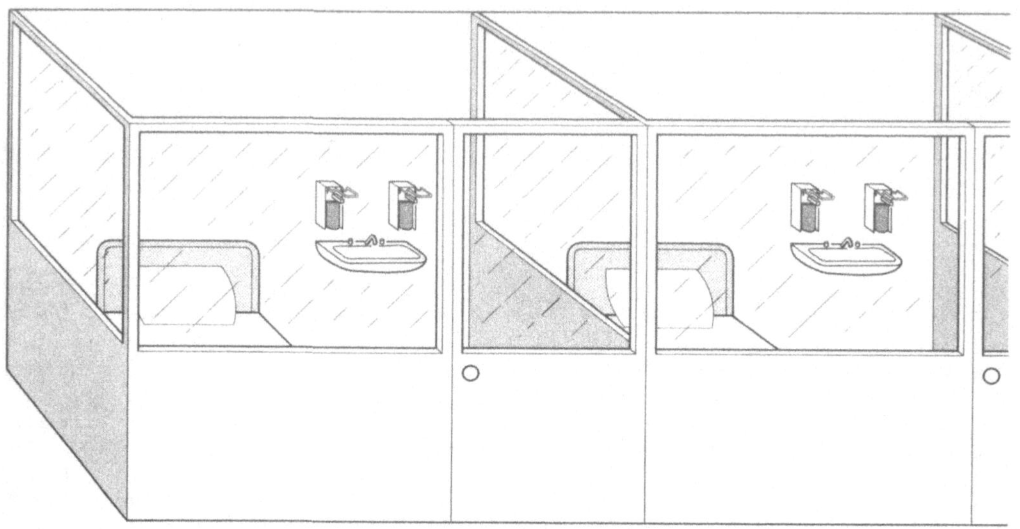

Abb. 6.3. Beispiel der räumlichen Trennung von Patientenbetten auf einer Intensivstation in einzelne Boxen. Jede Box muß über die Möglichkeit der Händedesinfektion und des Händewaschens (Wandspender für Händedesinfektionsmittel und Flüssigseife) verfügen. Hier ist eine Standardisolierung möglich

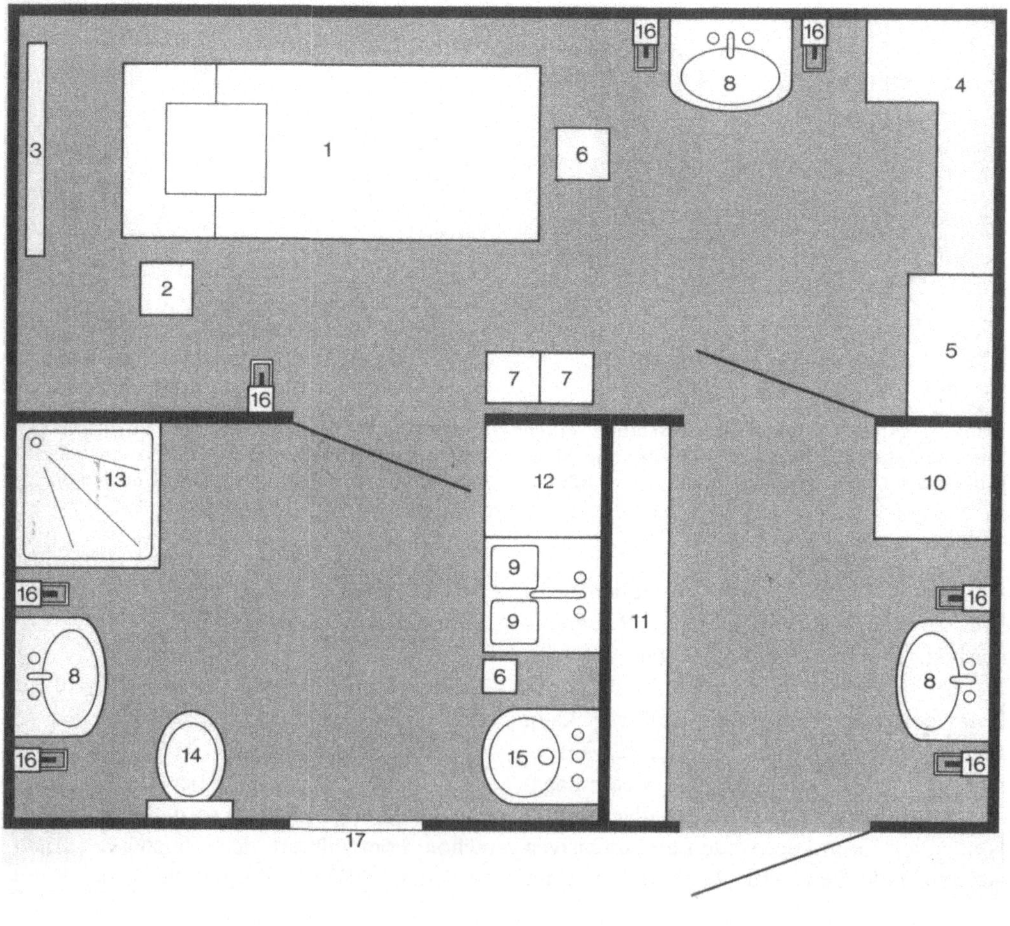

Tabelle 6.1. Übertragung von Krankheitserregern im Krankenhaus

Erkrankungen (Auswahl)	Häufigste Übertragungswege		
	Luft	Kontakt fäkal – oral	Personen (Hände!) Gegenstände
Candidiasis			×
Cholera		×	×
Conjunktivitis			×
Diarrhoe (Salmonellen, Shigellen, Staphylokokken u. a. m.)		×	×
Diphterie	×		×
Eczema vaccinatum	×		×
Gonorrhoe			×
Hepatitis A + B		×	×
Herpes zoster	×		×
Herpes simplex	×		×
Keuchhusten	×		×
Masern	×		×
Meningitis, bakteriell	×		×
Meningitis, viral	×	×	×
Milzbrand	×		×
Mumps	×		×
Pest	×		×
Pilzerkrankungen der Haut			×
Pneumonien	×		×
Poliomyelitis	×	×	×
Pocken	×		×
Psittakose	×		×
Q-Fieber	×	×	×
Röteln	×		×
Skabies			×
Staphylokokken-Erkrankungen	×		×
Streptokokken-Erkrankungen	×		×
Syphilis, mukokutane			×
Tuberkulose, offene	×		×
Typhus, Paratyphus		×	×
Windpocken	×		×
Wundinfektionen	×		×

◄

Abb. 6.4. Beispiel eines Isolierzimmers auf Intensiv- bzw. Normalpflegestation mit Schleuse, Naßzelle, Dekontaminationsmöglichkeit für Stuhl, Urin usw. In solchen Räumen ist eine strikte und protektive Isolierung möglich.

1 Patientenbett
2 Patientennachttisch
3 Medienschiene (z. B. für Strom)
4 Anrichte und Vorratsschrank (z. B. für Infusionen)
5 Vorratsschrank (z. B. für Bettwäsche)
6 Abwurfbehälter für Papier
7 Abwurfbehälter für Bettwäsche, Schutzkleidung usw.
8 Waschbecken
9 Dekontamination
10 Vorratsschrank für Schutzkleidung
11 Schrank zum Ablegen von Klinikleidung (z. B. Arztkittel)
12 Vorratsschrank (Putzartikel)
13 Patientendusche
14 Patiententoilette
15 Steckbeckenspülgerät
16 Wandspender für Händedesinfektionsmittel und Flüssigseife
17 Durchreiche zur Entsorgung kontaminierter Materialien

Tabelle 6.2. Infektionsübertragung durch Gegenstände im Krankenhaus

Wichtig:	Unsterile Objekte (z. B. Instrumente) oder Flüssigkeiten, welche in Kontakt mit Wunden, Harnwegen, Atemwegen, Körperhöhlen usw. kommen.
Weniger wichtig:	Kontaminierte Gegenstände, die in Berührung mit dem Patienten an weniger infektionsgefährdeten Körperstellen (z. B. Steckbecken, Spielzeug usw.) kommen.
Unwichtig:	Gegenstände, welche entfernt vom Patienten sind (z. B. Fußboden, Möbel, Gullys, elektrische Überwachungsgeräte usw.).

die Gefahr der bakteriellen Verunreinigung durch zusätzliche Manipulationen am Produkt. So können Infusionslösungen durch Beimischen von Zusätzen (z. B. Vitamine), Desinfektionsmittel durch Umfüllen in andere Gefäße, oder Salbentöpfe bei wiederholtem Gebrauch kontaminiert werden.

6.1.5. Keimübertragung mit Hilfe von Vehikeln

Einige Infektionen werden mit Hilfe eines Vehikels übertragen. So z. B. die Salmonellen über Lebensmittel, die Shigellose über Trinkwasser oder die Hepatitis B durch den Kontakt mit infiziertem Blut. In einigen Ländern spielen Insekten als Vehikel eine Rolle, wie z. B. die Übertragung der Malaria durch den Stich der Anopheles-Mücke.
Infektionen, zu deren Isolierung ein Einzelzimmer erforderlich ist, können nur auf Intensivstationen mit geschlossenen Boxen isoliert werden.
Ist dies nicht der Fall, so muß ein Raum der der Intensivstation am nächsten gelegenen Station als Intensivzimmer eingerichtet und entsprechend personell besetzt werden.
Eine exakte Isolierung ist nur dann konsequent durchzuführen, wenn alle Personen, die mit dem Patienten Kontakt haben, strikt die notwendigen Maßnahmen beachten.

Aus diesem Grunde ist das Erstellen von Isolierungsrichtlinien in Form von Arbeitsanleitungen empfehlenswert.
Um im Falle einer Isolierung schnell alle Artikel, die benötigt werden, griffbereit zu haben, ist der Gebrauch eines sog. Isolierungswagens sehr praktisch.
Der Isolierungswagen ist ein herkömmlicher Verbandswagen, der zusätzlich für die Bedürfnisse einer Isolierung aufgerüstet wird.

Der Isolierungswagen sollte außer Verbandsmaterial und Instrumenten enthalten

- Händedesinfektionsmittel
- Handschuhe
- Kopfbedeckung
- Überschuhe
- Mundschutz

Schutzkittel oder Plastikschürzen
Plastikbehälter für die Doppelverpackung von Abfall, Wäsche etc.
Stethoskop
Blutdruckmanschette
Behälter zum Transport von Untersuchungsmaterial, z. B. Abstrichröhrchen.

6.2. Verschiedene Arten der Isolierung

Im wesentlichen unterscheidet man 3 Isolierungsarten:

a) Standard-Isolierung
b) Strikte Isolierung
c) Protektive Isolierung.

Die zu treffende Isolierungsmaßnahme richtet sich nach der Art der Infektion.

a) Standard-Isolierung und b) strikte Isolierung gelten für Patienten, die Träger oder Ausscheider pathogener Keime sind und zum Schutz der Umwelt isoliert werden müssen.

c) Protektive Isolierung gilt für Patienten, deren körpereigene Abwehr durch eine Grundkrankheit (z. B. Leukämie), oder durch therapeutische Maßnahmen (z. B. Zytostatika) geschwächt ist; sie sind extrem infektgefährdet und müssen protektiv, d. h. beschützend isoliert werden.
Um zu verhindern, daß fachfremde Personen den isolierten Raum betreten und den

Standardisolierung
Patient mit einer Infektionskrankheit

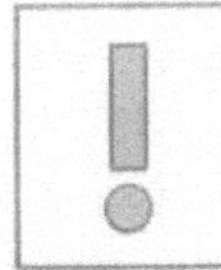
Kein Eintritt!
Bitte erst beim Pflegepersonal melden!

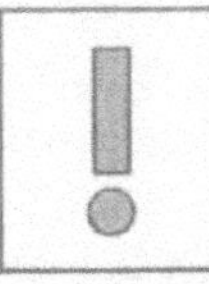
Tür muß geschlossen sein
Patient sollte das Zimmer nicht verlassen

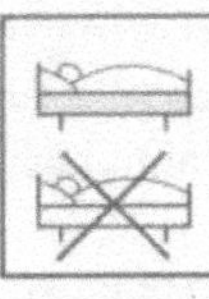
Nur bei Infektionen, die durch die Luft übertragen werden

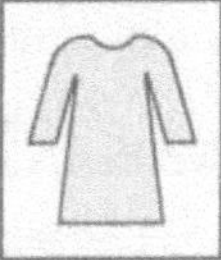
Bei Kontakt mit dem Patienten

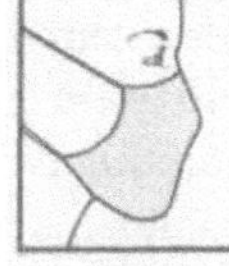
Nur bei Infektionen, die durch die Luft übertragen werden

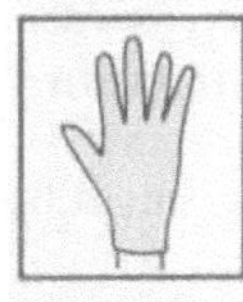
Nur bei direktem Kontakt mit infizierten Körperregionen, Exkreten und Sekreten, die infektiös sind

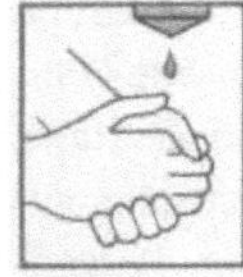
Vor Verlassen des Zimmers

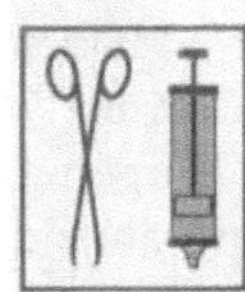
Instrumente, Verbandsmaterial, Wäsche usw. in dichten Behältern oder Plastiksäcken zur Desinfektion, Sterilisation, Wäscherei oder Verbrennung

Abb. 6.5. Muster einer Hinweiskarte für Standard-Isolierung

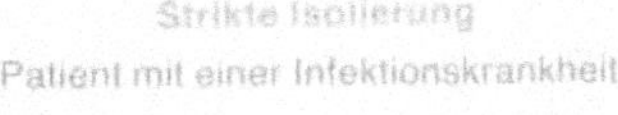

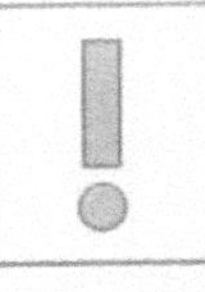
Kein Eintritt!
Bitte erst beim Pflegepersonal melden!

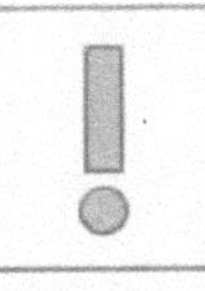
Tür muß geschlossen sein
Patient darf das Zimmer nicht verlassen

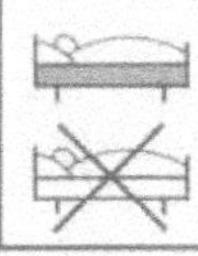
Einzelzimmer notwendig

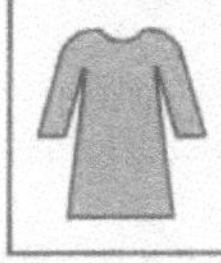
Bei Betreten des Zimmers

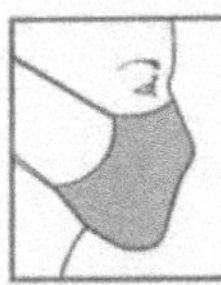
Bei Betreten des Zimmers

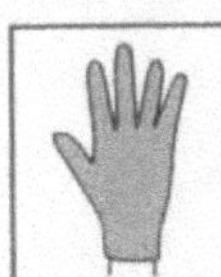
Bei direktem und indirektem Kontakt mit dem Patienten

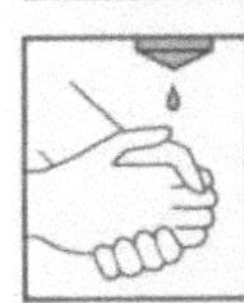
Bei Betreten und Verlassen des Zimmers

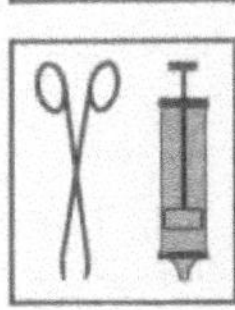
Instrumente, Verbandsmaterial, Wäsche, Nahrung usw. in dichten Behältern oder Plastiksäcken zur Desinfektion, Sterilisation oder Verbrennung

Abb. 6.6. Muster einer Hinweiskarte für strikte Isolierung

Patienten bzw. sich selbst gefährden, können an der Zimmertür sog. Isolierungskarten angebracht werden. Diese Karten können je nach Art der Isolierung verschiedenfarbig sein (Abb. 6.5–6.7).

Zum Beispiel:
Strikte Isolierung – Rote Karte
Standard-Isolierung – Blaue Karte
Protektive Isolierung – Gelbe Karte.
Auf die Karte kann eine kurze Information für den Besucher gedruckt sein.

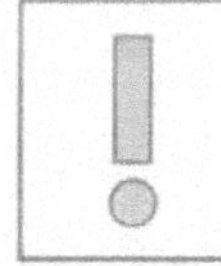

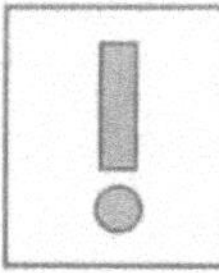

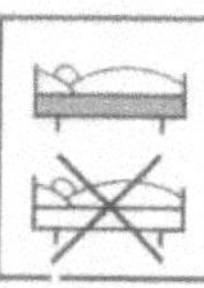

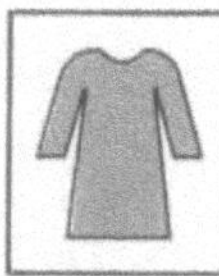

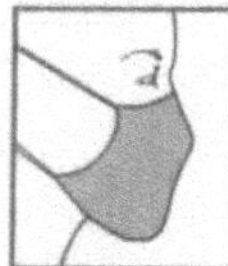

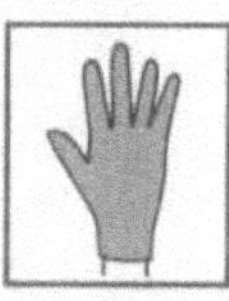

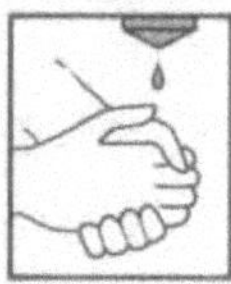

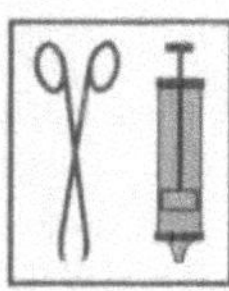

Abb. 6.7. Muster einer Hinweiskarte für protektive Isolierung

Für das Krankenhauspersonal sind die wichtigsten Schutzmaßnahmen vermerkt. Die Karten können beim Transport des Patienten ans Bett oder an den Rollstuhl befestigt werden. Auf diese Weise ist das Personal in anderen Krankenhausbereichen informiert.

Die nun folgenden Empfehlungen für die Isolierung infizierter Patjenten gelten für Intensiv- ebenso wie für Normalpflegestation.

6.2.1. Standard-Isolierung

Kein Eintritt für Besucher!
Besucher müssen sich erst beim Pflegepersonal melden!

- Einzelzimmer sind nur notwendig bei Infektionen, die durch die Luft übertragen werden. Die Zimmertür muß geschlossen bleiben. Der Patient sollte den Raum nicht verlassen.
- Schutzkittel müssen von allen Personen getragen werden, die direkten Kontakt mit dem Patienten haben.
- Masken müssen nicht getragen werden, es sei denn, die Pflegeperson oder der Besucher ist empfänglich für die betreffende Erkrankung, und die Erreger werden durch die Luft bzw. mit Tröpfchen übertragen.
- Händewaschen bzw. Händedesinfektion ist notwendig vor Verlassen des Zimmers.
- Handschuhe müssen nur getragen werden bei direktem Kontakt mit dem infizierten Gebiet bzw. bei Kontakt mit Sekreten bzw. Exkreten (Stuhl, Urin usw.), die infektiös sind.
- Instrumente, Verbandsmaterial, Wäsche usw. müssen in dichten Behältern oder Plastiksäcken zur Desinfektion, Sterilisation, zur Wäscherei bzw. zur Verbrennung gebracht werden.

  Bei folgenden Erkrankungen müssen Handschuhe von allen Personen, die direkten Kontakt mit der infizierten Körperregion haben und Mundschutz (nur während Verbandswechsel) getragen werden:
- Gasbrand
- Impetigo contagiosa
- ausgedehnte Staphylokokken-Wund- und Hautinfektionen
- Streptokokken-Hautinfektionen (großflächig)
- ausgedehnte Wundinfektionen
- ausgedehnte Verbrennungen.

6.2.2. Strikte Isolierung

Kein Eintritt für Besucher!
Besucher müssen sich erst beim Pflegepersonal melden!

- Einzelzimmer sind notwendig. Die Zimmertür muß immer geschlossen bleiben. Der Patient darf das Zimmer nicht verlassen.
- Ein Schutzkittel muß von allen Personen getragen werden, die das Zimmer betreten.
- Masken müssen von allen Personen getragen werden, die das Zimmer betreten.
- Händewaschen bzw. Händedesinfektion vor Betreten und vor Verlassen des Zimmers.
- Handschuhe müssen von allen Personen getragen werden, die das Zimmer betreten.
- Instrumente, Verbandsmaterial, Wäsche usw. müssen in dichten Behältern oder Plastiksäcken zur Desinfektion, Sterilisation, zur Wäscherei bzw. zur Verbrennung gebracht werden.

6.2.3. Protektive Isolierung

Kein Eintritt für Besucher!
Besucher müssen sich erst beim Pflegepersonal melden!

- Ein Einzelzimmer ist notwendig. Die Zimmertür muß immer geschlossen bleiben. Der Patient darf das Zimmer nicht verlassen.
- Schutzkittel müssen von allen Personen getragen werden, die das Zimmer betreten.
- Masken müssen von allen Personen getragen werden, die das Zimmer betreten.
- Handschuhe sind bei direktem und indirektem Kontakt mit dem Patienten zu tragen.
- Händewaschen bzw. Händedesinfektion bei Betreten des Zimmers.
- Instrumente, Verbandsmaterial, Bettwäsche, Patientenwäsche usw. und Nahrung müssen steril sein.

  Nach Gebrauch keine besonderen Maßnahmen erforderlich.

6.3. Ver- und Entsorgungsmaßnahmen, die bei der Isolierung infizierter Patienten beachtet werden müssen

6.3.1. Hände

Händewaschen und Händedesinfektion sind die einfachsten und wichtigsten Maßnahmen zur Verhütung von Kreuzinfektionen.
Der generelle Grundsatz bei der Desinfektion: erst desinfizieren, dann reinigen, kann bei der Händedesinfektion nicht eingehalten werden. Wenn die Hände mit Stuhl, Blut, Urin oder anderen Sekreten kontaminiert werden, muß die grobe Kontamination zuerst unter fließendem Wasser entfernt werden, erst daran anschließend erfolgt die Händedesinfektion.
Das Personal darf im Dienst keinen Hand- oder Armschmuck und keine Armbanduhr tragen.
Um sich zwischen den Pflegevorgängen schnell die Hände waschen oder desinfizieren zu können, muß in der Nähe des Patientenbettes ein Waschbecken vorhanden sein, das mit Fuß, Knie oder Ellbogen bedient werden kann.
Wandspender für Flüssigseife und Desinfektionsmittel, die mit Einmalflaschen beschickt werden, sowie Wandspender für Papierhandtücher, sind Voraussetzung.

Hände sollten gewaschen werden:

a) Vor Betreten bzw. vor Verlassen bestimmter gefährdeter Krankenhausbereiche (z. B. Operationssaal, Isoliereinheiten, Dialysestationen, Infektionsabteilungen, Entbindungszimmer usw.)
b) Bei Dienstbeginn
c) Zwischen dem Umgang mit verschiedenen Patienten
d) Nach Durchführung spezieller pflegerischer Arbeiten (z. B. Umgang mit Verbänden, Urinflaschen, Steckbecken, Blasenkathetern, Absaugen von tracheotomierten Patienten, nach Windelwechsel usw.)
e) Bei sichtbarer Verschmutzung der Hände
f) Vor dem Essen
g) Nach Toilettenbenutzung
h) Nach Husten, Niesen oder Schneuzen

i) Vor Verlassen des Arbeitsplatzes
j) Bei Gefahr starker Kontamination der Hände sollten Einmalhandschuhe getragen werden.

Hände sollten desinfiziert werden:

a) Vor chirurgischen Eingriffen
b) Vor invasiven Eingriffen (Legen eines Venenkatheters, Legen eines Blasenkatheters, Angiographie, Bronchoskopie u. a. m.)
c) Nach dem Kontakt mit Blut, Sekreten, Exkreten von Patienten
d) Nach Kontakt mit kontaminierten Objekten (z. B. Beatmungsmasken und Schläuche, Trachealtuben etc.)
e) Vor und nach dem Kontakt mit infektiösen Patienten (z. B. Tuberkulose, Salmonellose, Shigellose, Hepatitis usw.)
f) Bei Infektionsgefahr für Patient und Personal sind Einmalhandschuhe zu tragen.

6.3.2. Handschuhe

Sterile und unsterile Handschuhe sollten nur einmal benutzt, nicht wieder aufbereitet, sondern verbrannt werden. Bei erhöhter Infektionsgefahr für Patienten und Personal sind Einmalhandschuhe zu benutzen, da durch wiederholte Händedesinfektion die Haut leidet.

6.3.3. Schutzkittel

Schutzkittel sind vor Betreten des Isolierzimmers in der Schleuse an- und abzulegen. Die Schutzkittel sind nach Möglichkeit nur für einen Pflegevorgang zu benutzen und danach im Isolierzimmer selbst in einen gut verschließbaren, luftdichten Wäsche-, bei Einmalartikel in einen Abfallsack zu entsorgen. Bei strikter Isolierung sind Schutzkittel stets nur einmal zu verwenden.
Die Schutzkittel sollten auf dem Rücken geschlossen werden können. Falls Schutzkittel (z. B. aus wirtschaftlichen Gründen) nur täglich gewechselt werden, sollten sie bei der Isolierung auf der Normalpflegestation im Patientenzimmer und nicht auf dem Flur hängen.

Sterile Schutzkittel sind bei der Versorgung von Patienten mit großflächigen Verbrennungen, offenen infizierten Wunden und evtl. bei protektiver Isolierung zu tragen.
In allen anderen Fällen ist ein frisch gewaschener Kittel oder eine Einmalschürze ausreichend.

6.3.4. Mundschutz

Ein Mundschutz zum Schutze des Patienten und des Personals ist beim Betreten des Isolierbereiches nur zu tragen, wenn der Patient protektiv isoliert wird, oder an einer Infektion erkrankt ist, die über den Luftweg (Tröpfcheninfektion) übertragen wird.
Der Mundschutz muß Mund *und* Nase bedekken und sollte in der Materialbeschaffenheit mehrschichtig sein.
Er ist nach einmaligem Tragen, bei Verlassen der Isoliereinheit zu verwerfen. Wenn der Mundschutz über einen längeren Zeitraum getragen werden muß, sollte er nach ca. 1 h gewechselt werden.
Im Falle, daß Pflegepersonal trotz einer Atemwegsinfektion auf der Station weiterarbeiten muß, ist ebenfalls ein Mundschutz zu tragen.

6.3.5. Kopfbedeckung und Überschuhe

Die Gefahr der Infektionsübertragung von den Haaren oder den Schuhen ist sehr gering.
Das Tragen von Kopfbedeckung und Überschuhen ist nur bei Pocken, Marburg-Viruserkrankung, Lassafieber, Verbrennungen und bei protektiver Isolierung erforderlich.
Die Kopfbedeckung muß alle Haare bedekken. Bei Bartträgern muß auch der Bart bedeckt sein.
Wenn Überschuhe benutzt werden, sollte nach Möglichkeit das offene Ende der Hosenbeine mit eingeschlossen sein. Kopfbedekkung und Überschuhe sind nach einmaligem Gebrauch zu verwerfen.

6.3.6. Blutdruckmanschette und Stethoskop

Blutdruckmanschette und Stethoskop müssen im Isolierzimmer verbleiben, bis die Isolierung beendet ist. Beides ist nach Beendigung der Isolierung der Materialverträglichkeit angemessen zu desinfizieren bzw. zu sterilisieren.

6.3.7. Spritzen und Kanülen

Grundsätzlich sind bei der Behandlung infizierter Patienten nur Einmalspritzen und -kanülen zu verwenden. Kanülen sollten wegen der Verletzungsgefahr nicht mehr mit der Schutzkappe versehen, sondern in einen Behälter abgeworfen werden, der feuchtigkeitsundurchlässig (Blut) und so beschaffen sein muß, daß die Kanülen die Wände nicht durchstoßen können. In einen dichten Behälter sind auch die Spritzen abzuwerfen.

6.3.8. Verbände und Einmalmaterial

Mit Wundsekret durchfeuchtete Verbände, mit Ausscheidungen durchnäßte Unterlagen, sowie für Auswurf und Sputum benutzte Papiertaschentücher oder Zellstoff sind in feuchtigkeitsundurchlässige Behälter abzuwerfen. Die Behälter sollten immer in der Nähe des Patienten zur Verfügung stehen.

6.3.9. Urinflaschen und Steckbecken

Jeder isolierte Patient sollte bis zu seiner Entlassung bzw. bis zur Beendigung der Isolierung individuelle Urinflaschen und Steckbekken zur Verfügung haben.
Beim Umgang mit Urinflaschen und Steckbecken von Patienten, deren Stuhl oder Urin infektiös sind, müssen Handschuhe getragen werden.
Einmalurinflaschen und -Steckbecken werden in wasserdichten Plastiksächen verbrannt, Metall- bzw. Plastikurinflaschen und Steckbecken sterilisiert.
Thermische Desinfektion der Urinflaschen und Steckbecken ist der chemischen vorzuziehen.
Bei protektiver Isolierung sollten sterile Urinflaschen und Steckbecken verwendet werden.

6.3.10. Ausscheidungen

Da die Abwässer aus allgemeinen Kliniken, in ihrer mikrobiologischen Zusammensetzung den gemeindlichen Abwässern entsprechen, ist die Desinfektion von Krankenhausabwasser, vor Einleitung in die Kanalisation, in der Regel entbehrlich.
Die Entsorgung von Exkreten erfolgt mit Hilfe von Steckbeckenspülgeräten (90 ° C mindestens 2 Minuten).
Die chemische Desinfektion von Sekreten sollte nur im Notfall, d. h. wenn keine andere Möglichkeit besteht (z. B. Steckbeckenautomat, Verbrennung) angewandt werden. Dazu müssen die Desinfektionsmittel verwendet werden, die in der BGA-Liste aufgeführt sind (siehe Kapitel 3 – Desinfektion + Sterilisation).

6.3.11. Thermometer

Für die Dauer der Isolierung sollte jeder Patient ein und dasselbe Thermometer benutzen, das in der Isolierzone verbleibt. Die Thermometer sind trocken aufzubewahren. Nach Möglichkeit sollten beim Temperaturmessen Einmalthermometerhüllen verwendet werden. Nach Beendigung der Isolierung ist der Thermometer zu sterilisieren.

6.3.12. Bettwäsche

Nach Möglichkeit sollten Matratzen und Kopfkissen mit einem Plastiküberzug versehen sein. Die Bettwäsche ist nach Beendigung der Isolierung in Doppelverpackung zur Wäscherei zu bringen, wo sie in einen gesonderten Waschgang kommt.
Die Plastiküberzüge sind zu desinfizieren (strikte Isolierung) bzw. zu sterilisieren (protektive Isolierung). Beschädigte Plastiküberzüge werden verbrannt.

6.3.13. Waschutensilien

Zum Waschen infizierter Patienten sind jeweils frisch gereinigte, beim protektiv isolierten Patienten sterilisierte Waschschüsseln zu verwenden. Von Vorteil sind Metallschüsseln, die man autoklavieren kann.
Zum Waschen des Patienten sollten jeweils frische Waschlappen und Handtücher bzw. Einmalwaschlappen und Handtücher verwendet werden.

6.3.14. Rasierartikel

Grundsätzlich sollte man zum Rasieren nur Einmalrasierer und Rasierschaum verwenden. Bei der Verwendung eines elektrischen Rasierapparates ist dieser nur für den isolierten Patienten zu benützen bzw. vor der Benutzung bei einem anderen Patienten zu desinfizieren oder zu sterilisieren.

6.3.15. Mundpflege

Bei der Mundpflege infizierter Patienten sind ebenfalls Einmalartikel vorzuziehen. Hierbei handelt es sich um sterile, einmalverpackte Stieltupfer, deren Watte mit einem schleimhautpflegenden Präparat getränkt ist.
Werden herkömmliche Utensilien (Klemme, Nierenschale usw.) zur Mundpflege verwendet, so sind diese täglich mindestens dreimal zu wechseln und zu sterilisieren (autoklavieren). Zum Zähneputzen auch nur Einmalzahnbürsten benutzen.
Bei der Einmalzahnbürste ist die Zahnpaste in Trockensubstanz schon auf der Bürste.

6.3.16. Medikamente

Nach Möglichkeit sollten Medikamente (Tabletten, Lösungen usw.) außerhalb der Isolierzone aufbewahrt werden. Wenn es, z. B. bei Intensivpatienten, erforderlich ist, daß Medikamente in der Isolierzone bereitgehalten werden müssen, sind diese nach der Beendigung der Isoliermaßnahme zu verwerfen.

6.3.17. Augenpflege

Präparate zur Augenpflege sollten nicht aus großen Gefäßen, sondern nur aus kleinen Tuben entnommen werden. Angebrochene Tuben, die nach der Beendigung der Isolierung übrigbleiben, sind in den Abfall zu geben.

6.3.18. Nagelpflege

Jeder isolierte Patient hat für die Dauer der Isolierung sein individuelles Nagelpflegeset, welches nach Beendigung der Isolierung autoklaviert wird.

6.3.19. Patientenverpflegung

Bei der Verpflegung isolierter Patienten sollten Einmalgeschirr und -besteck benutzt werden. Dies gilt ganz besonders für Patienten, deren Sekrete und Exkrete infektiös sein können (Hepatitis, Salmonellose, offene Lungentuberkulose usw.).
Speisereste werden noch im Zimmer in einen wasserdichten Abfallsack gegeben.
Bei der Verwendung von normalem Eßgeschirr muß das Personal beim Abwasch Handschuhe tragen. Von Vorteil ist die Benutzung einer Geschirrspülmaschine, die desinfizierende Temperaturen erreicht (80 ° C, 10 min).

6.3.20. Persönliche Dinge des Patienten

Bücher, Spielsachen, Briefe u. a. m., die mit Exkreten und Sekreten des Patienten kontaminiert sind, müssen je nach Materialbeschaffenheit sterilisiert oder vernichtet werden. Der Patient ist darüber genau zu informieren. Bei protektiver Isolierung ist diese Maßnahme nicht notwendig.

6.3.21. Untersuchungsmaterialien

Infektiöses Untersuchungsmaterial, wie Blut, Urin, Sputum, ist in Doppelverpackung und gut leserlich als „infektiös" deklariert ins Labor zu bringen.
Bei protektiver Isolierung ist diese Maßnahme nicht notwendig.

6.3.22. Patientenunterlagen

Alle Unterlagen (Kurve, Befunde, Röntgenbilder usw.) sind außerhalb des Isolierungsbereichs aufzubewahren (bei strikter Isolierung). Wenn Notizen über den Patienten in der Isolierzone erforderlich sind, müssen diese auf ein Stück Papier geschrieben werden. Nach Übertragung in die Unterlagen ist die Notiz zu verwerfen.

6.3.23. Besucher

Alle Besucher erhalten vor Betreten des Isolierungsbereichs vom Personal genaue Instruktionen, wie sie sich zu verhalten haben.

Für Besucher gelten dieselben Vorschriften wie für das Personal. Das Personal muß darauf achten, daß die Besucher die Maßnahmen befolgen.

6.3.24. Patiententransport

Beim Verlassen des Isolierbereichs sind gemäß der Erkrankung des Patienten entsprechende Vorsichtsmaßnahmen zu treffen. In den Begleitunterlagen ist klar verständlich zu vermerken, an welcher Infektion der Patient erkrankt ist und welche Vorsichtsmaßnahmen notwendig sind.
Das Transportpersonal hat Schutzkleidung zu tragen.
Alle Patienten erhalten vor dem Transport ein frisches Bett und frische Kleidung. Patienten mit durchnäßten Verbänden werden vorher neu verbunden.
Patienten, die wegen einer Infektion der Atemwege isoliert sind (z. B. offene Lungentuberkulose), müssen einen Mundschutz tragen.

6.3.25. Röntgen infizierter Patienten

Kommt die Röntgenkassette in direkten Kontakt mit dem Patienten, so ist sie mit einer Plastikhülle oder einer frisch gewaschenen Textilhülle zu versehen, die danach zu entsorgen sind.
Ist es erforderlich, daß der Patient in eine spezielle diagnostische Abteilung, z. B. Angiographie, gebracht werden muß, so ist der Behandlungstisch mit einer frischen, feuchtigkeitsundurchlässigen Unterlage zu bedecken.

6.3.26. Chirurgische Versorgung infizierter Patienten

Der Patient ist auf dem kürzesten Weg zum OP und zurück in die Isoliereinheit zu transportieren. Alle Einrichtungsgegenstände und Geräte, die nicht unbedingt zur Operation benötigt werden, sollten aus dem OP entfernt werden. Auch sollten sich nur die für den Eingriff notwendigen Personen im OP aufhalten. Chirurgische Eingriffe bei infizierten Patienten sind nach Möglichkeit am Schluß des täglichen OP-Programms durchzuführen.

6.3.27. Verpackungen

Alle Materialien, die bei strikter Isolierung den isolierten Bereich verlassen, müssen in dichten, feuchtigkeitsundurchlässigen Behältern, doppelt verpackt und zur Desinfektion, Sterilisation, Wäscherei oder Verbrennung transportiert werden (Abb. 6.8).

6.4. Reinigung und Desinfektion isolierter Bereiche

Das Personal, das die Reinigung isolierter Bereiche durchführt, muß über die notwendigen Vorsichtsmaßnahmen informiert sein.
Das Reinigungspersonal hat die gleichen Schutzmaßnahmen (Händedesinfektion, Handschuhe, Schutzkittel, Mundschutz usw.) zu beachten wie das Pflegepersonal. Zur Reinigung eines *jeden* einzelnen Bereichs sind *jeweils* frische Putzutensilien (Mop, Putzlappen usw.) und frisches Putzwasser zu verwenden.

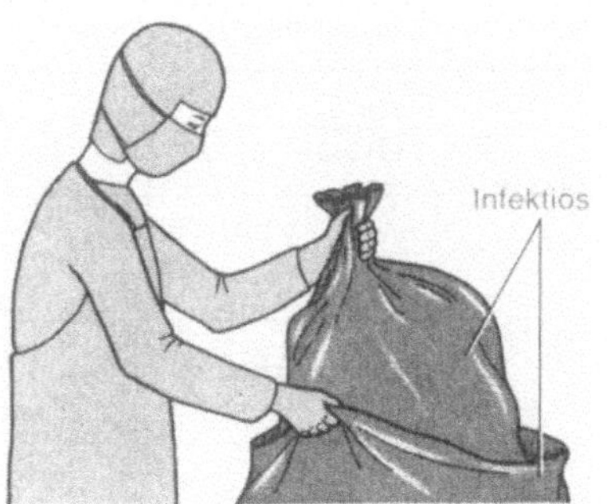

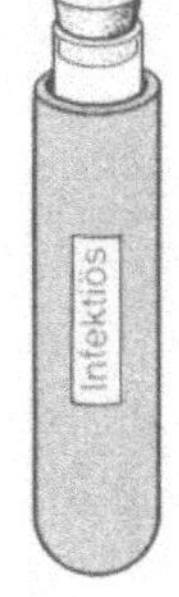

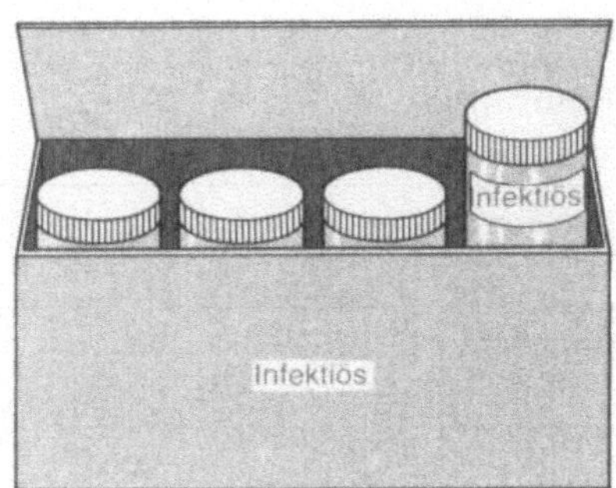

Abb. 6.8. Beispiele einer Doppelverpackung

Die exakte (keine Schußmethode) Desinfektionsmittelkonzentrationen sind der Liste der DGHM, bei meldepflichtigen Erkrankungen der Liste des BGA (s. Tabelle 3.4.) zu entnehmen.

Die Reinigung eines Zimmers, mit einem standard- oder strikt isolierten Patienten, hat *nach,* die Reinigung eines Zimmers, mit einem protektiv isolierten Patienten, hat *vor* der Reinigung aller übrigen Bereiche zu erfolgen.

6.4.1. Routinemäßige Reinigung

Die isolierten Bereiche einer Intensivstation sind vom Reinigungspersonal, ebenso wie die nicht-isolierten, täglich 2–3mal einer normalen Routinereinigung zu unterziehen, wobei selbstverständlich auf Grund der erhöhten Ansteckungsgefahr mit besonderer Sorgfalt gearbeitet werden muß.

Das Reinigungspersonal muß täglich die Abwurfbehälter mehrmals leeren und mit neuen Plastiktüten versehen. Das Pflegepersonal sollte alle medizinischen Geräte reinigen.

6.4.2. Schlußdesinfektion und Reinigung

Bei meldepflichtigen Erkrankungen ist nach Beendigung der Isolierungsmaßnahme der Raum unverändert dem Desinfektor zu übergeben (s. Tabelle 3.6.).

Tabelle 6.3. Isolierung, Vorsichtsmaßnahmen und Meldepflicht bei Infektionskrankheiten: Wegen der Wichtigkeit dieser Tabelle sind nicht nur die Belange der Intensivstation, sondern auch die der Normalpflegebereiche berücksichtigt (den Herren Dr. Holzer, München, Dr. Steinitz, Freiburg, Prof. Stille, Frankfurt, und Prof. Weise, Berlin, vielen Dank für wertvolle Anregungen).

Erkrankung	Isolierungsart	Isolierungsdauer	Meldung	Anhang
Adenovirusinfektion	Keine		Amt / Hygabtlg.	1
Agranulozytose	Protektive	für die Dauer der Erkrankung	Amt / Hygabtlg.	
Aktinomykose	Keine		Amt / Hygabtlg.	2
Amöbiasis	Standard	bis Stuhlproben negativ sind	Amt / Hygabtlg. ×	3
Aspergillose	Keine		Amt / Hygabtlg.	
Bilharziose	Keine		Amt / Hygabtlg.	
Blastomykose	Keine		Amt / Hygabtlg.	
Botulismus	Keine		Amt VET / Hygabtlg. ××	
Bruzellose	Keine		Amt ET / Hygabtlg.	4
Candidainfektion	Keine		Amt / Hygabtlg.	5

Tabelle 6.3 (Fortsetzung)

Erkrankung	Isolierungsart	Isolierungsdauer	Meldung	Anhang
Cholera	Standard	bis 5 Stuhlproben negativ sind	Amt VET / Hygabtlg. ××	6
Coxsackievirus-Infektion	Keine		Amt / Hygabtlg.	7
Cryptokokkose	Keine		Amt / Hygabtlg.	
Kokzidioidomykose der Lunge	Keine		Amt / Hygabtlg.	8
Konjunktivitis	Keine		Amt / Hygabtlg.	9
Zytomegalie	Keine		Amt VET / Hygabtlg.	10
Diarrhoen: hervorgerufen durch:				
Unklare Genese	Standard	bis die Diagnose gesichert ist	Amt / Hygabtlg. ×	
Enteropathogene E. coli	Standard	für die Dauer der Erkrankung	Amt / Hygabtlg. ×	11
Enterotoxinproduzierende E. coli	Standard	für die Dauer der Erkrankung	Amt / Hygabtlg. ×	
Yersinia enterocolitica	Standard	für die Dauer der Erkrankung	Amt / Hygabtlg. ×	
Salmonellen	siehe unter spezieller Erkrankung (z. B. Typhus)		Amt VET / Hygabtlg. ××	
Shigellen			Amt VET / Hygabtlg. ××	
Viren	Standard	für die Dauer der Erkrankung	Amt / Hygabtlg. ×	
Diphtherie	Strikte	bis 2 Rachenabstr. negativ sind	Amt ET / Hygabtlg. ×	12
Echovirus-Infektion	Keine		Amt / Hygabtlg.	13
Eczema vaccinatum	Strikte	für die Dauer der Erkrankung u. bis Krusten abfallen	Amt / Hygabtlg. ×	14
Erysipel	Keine		Amt / Hygabtlg. ×	15
Exanthema subitum	Keine		Amt / Hygabtlg.	

Tabelle 6.3 (Fortsetzung)

Erkrankung	Isolierungsart	Isolierungsdauer	Meldung	Anhang
Favus	Keine		Amt / Hygabtlg.	16
Furunkulose	Standard	für die Dauer der Erkrankung	Amt / Hygabtlg.	
Gasbrand	Standard	für die Dauer der Erkrankung	Amt ET / Hygabtlg. ×	17
Gelbfieber	Keine		Amt ET / Hygabtlg.	
Gonorrhoe	Standard	bis 24 h nach Therapiebeginn	Amt / Hygabtlg.	18
Hepatitis A, B, Nicht-A nicht B	Standard	für die Dauer der Erkrankung	Amt ET / Hygabtlg. ×	19
Herpes simplex	Keine		Amt / Hygabtlg.	20
Herpes zoster	Standard	für die Dauer der Erkrankung	Amt / Hygabtlg.	21
Histoplasmose	Keine		Amt / Hygabtlg.	
Immundefizienz primär + sekundär	Protektive	für die Dauer der Erkrankung	Amt / Hygabtlg.	
Impetigo contagiosa	Keine		Amt / Hygabtlg.	22
Influenza-Virus-infektion	Keine		Amt T / Hygabtlg.	23
Lamblien-erkrankung	Standard	für die Dauer der Erkrankung	Amt / Hygabtlg.	
Lassafieber	Strikte (Spezialstation)	für die Dauer der Erkrankung	Amt VET / Hygabtlg. ××	
Lepra	Keine		Amt VET / Hygabtlg. ×	24
Leptospirose	Keine		Amt ET / Hygabtlg.	25
Listeriose	Keine		Amt ET / Hygabtlg.	26
Lymphogranuloma inguinale	Keine		Amt / Hygabtlg.	
Malaria	Keine		Amt ET / Hygabtlg.	27

Tabelle 6.3 (Fortsetzung)

Erkrankung	Isolierungsart	Isolierungsdauer	Meldung	Anhang
Masern	Standard		Amt T / Hygabtlg.	28
Marburg-Virus-Infektion	Strikte	für die Dauer der Erkrankung	Amt VET / Hygabtlg. ××	
Meningitiden hervorgerufen durch:				
E. coli	Keine		Amt ET / Hygabtlg.	
Haemophilus influenzae	Keine		Amt ET / Hygabtlg.	
Meningokokken	Standard	bis 24 h nach Therapiebeginn	Amt ET / Hygabtlg.	
Pneumokokken	Keine		Amt ET / Hygabtlg.	
Tuberkelbakterien	Keine		Amt ET / Hygabtlg. ×	
Viren	Standard	für die Dauer der Erkrankung	Amt ET / Hygabtlg.	
Milzbrand	Haut: Standard Lunge: Strikte	für die Dauer der Erkrankung	Amt VET / Hygabtlg. ×	29
Mumps	Standard		Amt / Hygabtlg.	30
Nocardiose	Keine		Amt / Hygabtlg.	31
Paratyphus A + B + C	Standard	bis 10 Stuhlproben negativ sind	Amt VET / Hygabtlg. ××	32
Pertussis	Standard		Amt T / Hygabtlg.	33
Pest	Strikte	für die Dauer der Erkrankung	Amt VET / Hygabtlg. ××	
Pfeiffersches Drüsenfieber	Keine		Amt / Hygabtlg.	
Pneumonien hervorgerufen durch:				
Mykoplasmen	Standard	für die Dauer der Erkrankung	Amt / Hygabtlg.	34
Pneumocystis carinii	Keine		Amt / Hygabtlg.	35
Pneumokokken	Keine		Amt / Hygabtlg.	

Tabelle 6.3 (Fortsetzung)

Erkrankung	Isolierungsart	Isolierungsdauer	Meldung	Anhang
Staphylokokken	Strikte	für die Dauer der Erkrankung	Amt Hygabtlg. ××	
Streptokokken Gruppe A	Strikte	für die Dauer der Erkrankung	Amt Hygabtlg. ××	36
Viren	Standard	für die Dauer der Erkrankung	Amt Hygabtlg.	37
Pocken	Strikte	bis alle Krusten abgefallen sind	Amt VET Hygabtlg. ××	
Poliomyelitis	Standard	für die Dauer der Erkrankung (4–6 Wochen)	Amt VET Hygabtlg. ×	
Psittakose	Standard	für die Dauer der Erkrankung	Amt VET Hygabtlg.	
Q-Fieber	Keine		Amt ET Hygabtlg.	
Rheumatisches Fieber	Keine		Amt Hygabtlg.	
Rickettsien-Infektion	Keine		Amt Hygabtlg.	
Röteln	Standard		Amt Hygabtlg.	38
Rückfallfieber	Standard	für die Dauer der Erkrankung	Amt VET Hygabtlg.	
Salmonellen-Infektion (Enteritis-Salmonellen)	Standard	für die Dauer der Erkrankung	Amt VET Hygabtlg. ××	39
Skabies	Keine		Amt Hygabtlg.	
Scharlach	Standard		Amt ET Hygabtlg.	40
Shigella-Infektion	Standard	für die Dauer der Erkrankung	Amt VET Hygabtlg. ××	41
Syphilis	Standard	bis 24 h nach Therapiebeginn	Amt ET Hygabtlg.	42
Sporotrichose	Keine		Amt Hygabtlg.	
Tetanus	Keine		Amt ET Hygabtlg.	
Tollwut	Strikte	für die Dauer der Erkrankung	Amt VET Hygabtlg. ×	

Tabelle 6.3 (Fortsetzung)

Erkrankung	Isolierungsart	Isolierungsdauer	Meldung	Anhang
Tuberkulose	Standard		Amt ET / Hygabtlg. ××	43
Toxoplasmose	Keine		Amt ET / Hygabtlg.	44
Tularämie	Keine		Amt VET / Hygabtlg.	45
Typhus	exanth. abdomi. Standard		Amt VET / Hygabtlg. ××	46
Ulcus molle	Keine		Amt / Hygabtlg.	
Verbrennungen	Strikte	für die Dauer der Erkrankung	Amt / Hygabtlg.	47
Windpocken	Standard		Amt / Hygabtlg.	48
Wolhynisches Fieber	Keine		Amt / Hygabtlg.	
Wundinfektion			Amt / Hygabtlg.	49
Wurmerkrankungen hervorgerufen durch:				
Bandwürmer	Keine		Amt / Hygabtlg.	
Echinokokken	Keine		Amt / Hygabtlg.	
Hakenwürmer	Keine		Amt / Hygabtlg.	
Oxyuren	Keine		Amt / Hygabtlg.	50
Peitschenwürmer	Keine		Amt / Hygabtlg.	
Spulwürmer	Keine		Amt / Hygabtlg.	
Trichinen	Keine		Amt ET / Hygabtlg.	51
Zeckenbiß-Meningoenzephalitis	Keine		Amt ET / Hygabtlg.	52
			Amt / Hygabtlg.	

Tabelle 6.3 (Fortsetzung)

Erkrankung	Isolierungsart	Isolierungsdauer	Meldung	Anhang
			Amt / Hygabtlg.	
			Amt / Hygabtlg.	
			Amt / Hygabtlg.	
			Amt / Hygabtlg.	
			Amt / Hygabtlg.	
			Amt / Hygabtlg.	
			Amt / Hygabtlg.	
			Amt / Hygabtlg.	
			Amt / Hygabtlg.	
			Amt / Hygabtlg.	
			Amt / Hygabtlg.	
			Amt / Hygabtlg.	

Zeichenerklärung:
Amt = Meldung an das Gesundheitsamt
bei V = Verdacht, E = Erkrankung, T = Tod
Hygabtlg. ×: Meldung an das bakteriologische Labor einer Klinik, an die Hygienekommission, bzw. den Klinikhygieniker, bzw. den Hygienebeauftragten, bzw. die Hygienefachschwester oder den Hygienefachpfleger.
Hygabtlg. ××: *sofortige* Meldung

Anhang zu Tabelle 6.3.

1. *Adenovirus-Infektion:*
   Eine Standardisolierung ist nur bei epidemischem Auftreten von Keratokonjunktivitis notwendig, hervorgerufen durch den Adenovirus Typ 8, z. B. in Augenkliniken.

2. *Aktinomykose:*
   Eine Standardisolierung ist nur bei Fisteln und Abszessen angezeigt.

3. *Amöbiasis:*
   Standardisolierung ist zu empfehlen. Besonders wichtig sind gründliche Händedesinfektion und Händewaschen nach Toilettenbesuch.

4. *Bruzellose:*
   Bei gehäuftem Auftreten auch dem Amtstierarzt melden.

Anhang zu Tabelle 6.3 (Fortsetzung)

5. *Candida-Infektion:*
Vorsichtsmaßnahmen sind nur bei mukokutaner Form notwendig (z. B. Handschuhe). Behandlung von Graviden bei positivem Vaginalabstrich vor der Geburt.

6. *Cholera:*
Die Stuhlproben sind im Abstand von 2 Tagen, beginnend 3 Tage nach Absetzen der Chemotherapie, zu entnehmen. Beachtung der entsprechenden Länderregelung. Meldepflicht auch bei asymptomatischen Ausscheidern von Choleravibrionen.

7. *Coxsackievirus-Infektion:*
Eine Standardisolierung ist nur bei Pneumonien, Gastroenteritis, Meningitis, Perikarditis und Myokarditis notwendig.

8. *Kokzidioidomykose:*
Standardisolierung ist nur bei Fisteln und Abszessen notwendig.

9. *Konjunktivitis:*
Vorsichtsmaßnahmen beim Umgang mit Konjunktivalsekret bis 24 h nach Therapiebeginn bei bakterieller Konjunktivitis. Bei Konjunktivitis, hervorgerufen durch Viren oder Chlamydien, während der Erkrankung Vorsichtsmaßnahmen (Handschuhe) beachten.

10. *Zytomegalie:*
Standardisolierung ist nur bei Erkrankungen von Neugeborenen notwendig. Schwangere sollten keine infizierten Patienten versorgen. Meldepflicht (VET) bei angeborener Zytomegalie.

11. *Enteropathogene E. coli:*
Epidemisches Auftreten in Krankenhäusern, Kinderkrankenhäusern und Entbindungskliniken ist meldepflichtig. Eine Isolierung ist angezeigt, bis 3 Stuhlproben – im 2tägigen Abstand – negativ sind.

12. *Diphtherie:*
Eine Isolierung sollte durchgeführt werden, bis 2 Abstriche aus Nase und Rachen im Abstand von je 24 h – nach Absetzen der Chemotherapie – negativ sind.

13. *Echovirus-Infektion:*
Da der Erreger von Mensch zu Mensch übertragen werden kann, sollte ein Mundschutz getragen werden. Vorsichtsmaßnahme (Handschuhe) nur beim Umgang mit Sekreten (Sputum).

14. *Eczema vaccinatum:*
Benachrichtigung des Impfarztes.

15. *Erysipel:*
Bei gehäuftem Auftreten sollte eine Meldung an die Hygieneabteilung erfolgen.

16. *Favus:*
Rücksprache mit dem Gesundheitsamt ist zu empfehlen, damit bei schlechtem häuslichen und sozialen Milieu Umgebungsuntersuchungen eingeleitet werden können.

17. *Gasbrand:*
Nach der Entlassung ist eine Scheuerdesinfektion ausreichend. Keine Schlußdesinfektion nach den Richtlinien des BGA notwendig. Meldepflicht bei Erkrankung und Tod.

18. *Gonorrhoe:*
Bei Gonorrhoe besteht anonyme Meldepflicht. Namentliche Meldung bei Therapieverweigerung. Eine Isolierung ist nur bis 24 h nach Therapiebeginn notwendig.

19. *Hepatitis A, B, Nicht-A, nicht B*
Spezielle Isolierungsmaßnahmen siehe S. 66. Bei Hepatitis B und Nicht-A, nicht B besondere Vorsicht bei Blutentnahme. Meldepflicht auch bei nicht bestimmbaren übrigen Formen.

20. *Herpes simplex:*
Eine Standardisolierung ist nur bei disseminierten Neugeborenen-Herpes-simplex-Infektionen notwendig. Bei Herpes im Gesicht, z. B. am Mundwinkel, sollte die Mutter eines Neugeborenen einen Mundschutz tragen.
Pflegepersonen mit Ekzemen sollten den Kontakt mit oralen oder genitalen Sekreten eines Erkrankten meiden.
Herpes-simplex-Meningitiden sind bei Erkrankung und Tod, Enzephalitiden bei Verdacht, Erkrankung und Tod meldepflichtig. Pflegepersonal mit Herpes labialis darf keine Neugeborenen oder Frühgeborenen versorgen.

21. *Herpes zoster:*
Eine Standardisolierung ist nur bei disseminierten Infektionen notwendig.

22. *Impetigo contagiosa:*
Nur bei großflächigen Erkrankungen ist eine Standardisolierung notwendig.

23. *Influenzavirus-Infektion:*
Da der Erreger über den Luftweg übertragen wird, ist das Tragen eines Mundschutzes erforderlich. Einmalhandschuhe sollten bei Kontakt mit Sekreten des Patienten getragen werden.

Anhang zu Tabelle 6.3 (Fortsetzung)

24. *Lepra:*
Lepromatöse Formen sind bis etwa 3 Wochen nach Therapiebeginn zu isolieren.

25. *Leptospirose:*
Vorsichtsmaßnahmen beim Umgang mit Urin erkrankter Personen, Handschuhe tragen.

26. *Listeriose:*
Neugeborene sind von listeriosekranken Müttern zu trennen. Die Entbindung von listeriosekranken Müttern sollte unter Isolierungsbedingungen vorgenommen werden. Meldepflicht bei Erkrankung und Tod.

27. *Malaria:*
Vorsicht beim Umgang mit Blut (z. B. bei der Blutentnahme), Handschuhe tragen.
Die Ersterkrankung und der Rückfall sind meldepflichtig.

28. *Masern:*
Eine Isolierung sollte bis 4 Tage nach Auftreten des Exanthems durchgeführt werden.

29. *Milzbrand:*
Bei Hautmilzbrand ist eine Standardisolierung, bis die Hautabstriche negativ sind, ausreichend.

30. *Mumps:*
Eine Isolierung ist bis 9 Tage nach Auftreten der Drüsenschwellung angezeigt. Meldepflicht bei gehäuftem Auftreten in Krankenhäusern und Entbindungsheimen.

31. *Nocardiose:*
Vorsichtsmaßnahmen (Handschuhe) sind bei drainierenden Läsionen zu treffen.

32. *Paratyphus A + B:*
Isolierungsdauer bis zur klinischen Gesundung, bzw. bis 10 Stühle und 5 Urine negativ sind. Danach Entlassung, bzw. Verlegung ohne Auflagen. Die Urinkontrollen sind jedoch von fraglichem Wert.
Eine Entlassung bei noch positiven Stühlen ist bei kooperativen Patienten, mit entsprechenden häuslichen Verhältnissen, möglich und vertretbar. In diesem Falle muß sich die betreffende Person wie ein Dauerausscheider verhalten (häusliche Hygiene, Verbot für Berufe) und auch behandelt werden.
Beendigung der Ausscheiderphase nach 10 negativen Stühlen und Urinen, evtl. Gallensonde. Ein Dauerausscheider liegt vor, wenn länger als 3 Monate positive Stühle nachgewiesen werden. Beachtung der entsprechenden Länderregelung. Meldepflicht auch bei asymptomatischen Ausscheidern.

33. *Pertussis:*
Eine Standardisolierung ist bis 7 Tage nach Therapiebeginn, strikte Isolierung für 3 Wochen – wenn keine Therapie gegeben wurde – durchzuführen.

34. *Mykoplasmen-Pneumonie:*
Vorsichtsmaßnahmen sind nur bei Kontakt mit oralem Sekret notwendig.

35. *Pneumocystis-carinii-Pneumonie:*
Eine protektive Isolierung ist bei Patienten mit verminderter körpereigener Abwehr (Frühgeborene, Zytostatikatherapie usw.) durchzuführen.

36. *Streptokokken Gr. A Pneumonie:*
Eine Standardisolierung ist bis 24 h nach Therapiebeginn durchzuführen.

37. *Virus-Pneumonie:*
Vorsichtsmaßnahmen sind nur bei Umgang mit infizierten Sekreten (z. B. Sputum) zu treffen.

38. *Röteln:*
Eine Standardisolierung ist nur bis 5 Tage nach Auftreten des Exanthems notwendig. Bei angeborenen Röteln ist strikte Isolierung angezeigt. Schwangere dürfen keine Erkrankten versorgen. Die Rötelnembryopathie ist bei Erkrankung und Tod meldepflichtig.

39. *Salmonelleninfektion:*
Nach der klinischen Gesundung kann die betreffende Person auch mit noch positiven Stühlen entlassen werden, darf aber nicht in lebensmittelverarbeitenden Betrieben arbeiten, bis 3 negative Stühle im Abstand von 2 Tagen vorliegen. Schutzmaßnahmen bei der Benutzung von Gemeinschaftseinrichtungen. Toilettenhygiene, Händewaschen, Desinfizieren. Meldepflicht besteht auch bei asymptomatischen Ausscheidern. Beachtung der entsprechenden Länderregelung.

40. *Scharlach:*
Eine Standardisolierung ist bis 24 h nach Therapiebeginn notwendig.

41. *Shigella-Infektion:*
Isolierung bis zur klinischen Gesundung, bzw. bis 5 Stühle im Abstand von 2 Tagen negativ sind. Meldepflicht besteht auch bei asymptomatischen Ausscheidern.
Beachtung der entsprechenden Länderregelung.

42. *Syphilis:*
Eine Isolierung ist nur bei mukokutaner Form notwendig.

Anhang zu Tabelle 6.3 (Fortsetzung)

43. *Tuberkulose:*
Eine Standardisolierung ist nur bei Lungentuberkulose bis ca. 3 Wochen nach Beginn der Chemotherapie notwendig. Bei extrapulmonaler Form sind entsprechende Vorsichtsmaßnahmen (z. B. Handschuhe) zu beachten.

44. *Toxoplasmose:*
Meldepflicht (ET) besteht bei angeborener Toxoplasmose.

45. *Tularämie:*
Vorsichtsmaßnahmen nur bei Eiterungen, Fisteln, etc.

46. *Typhus:*
Siehe Paratyphus. Beachtung der entsprechenden Länderregelung.

47. *Verbrennungen:*
Die Isolierung von Verbrennungspatienten hängt im wesentlichen von der Größe der Verbrennung ab. Kleinere Verbrennungen müssen nicht isoliert werden. Größere Verbrennungen, vor allem solche, die mit Streptokokken der Gruppe A, Staphylococcus aureus, oder Pseudomonas infiziert sind, sollten einer strikten Isolierung unterzogen werden.

48. *Windpocken:*
Eine Isolierung ist nur bis mindestens 7 Tage nach Beginn des Exanthems angezeigt.

49. *Wundinfektion:*
Eine Standardisolierung ist nur bei großflächigen Wunden, die mit Staphylococcus aureus oder Streptokokken der Gruppe A infiziert sind, angezeigt. Bei kleineren Wunden ist keine Isolierung notwendig, jedoch bei Kontakt sterile Einmalhandschuhe tragen.
Meldepflicht (ET) besteht bei Gasbrand und Gasödem.

50. *Oxyuren:*
Meldung an das Gesundheitsamt bei gehäuftem Auftreten in Gemeinschaftseinrichtungen.

51. *Trichinen:*
Bei gehäuftem Auftreten den Amtstierarzt verständigen.

52. *Zeckenbiß-Meningoenzephalitis (FSME):*
Eine Standardisolierung ist nur bei Neugeborenen durchzuführen.

6.5. Meldung bei meldepflichtigen Erkrankungen

§ 8 Bundes-Seuchengesetz:
Wenn durch Krankheitserreger verursachte Erkrankungen in Krankenhäusern, Entbindungsheimen, Säuglingsheimen, Säuglingstagesstätten, oder Einrichtungen zur vorübergehenden Unterbringung von Säuglingen nicht nur vereinzelt auftreten (Ausbruch), so sind diese Erkrankungen unverzüglich als Ausbruch zu melden, es sei denn, daß die Erkrankten schon vor der Aufnahme an diesen Krankheiten erkrankt oder dessen verdächtig waren.

Zur Meldung sind verpflichtet:
1. Der behandelnde oder sonstig hinzugezogene Arzt,
2. Jede sonstige mit der Behandlung oder der Pflege des Betroffenen berufsmäßig beschäftigte Person.
3. Die hinzugezogene Hebamme.
4. Auf Seeschiffen der Kapitän.
5. Die Leiter von Pflegeanstalten, Justizvollzugsanstalten, Heimen, Lagern, Sammelunterkünften und ähnlichen Einrichtungen.
6. Das Familienoberhaupt.
7. Der Leichenbeschauer.

6.6. Literatur

1. Altemeier WA, Burke JF, Pruitt BA, Sandusky WR (1976) Manual on control of infection in surgical patients. American College of Surgeons. Lippincott, Philadelphia Toronto
2. American Hospital Association (1974) Infection control in the hospital, 3 rd ed. Visul Images Inc., Waukegan/Ill.

3. Bagshave KD, Blowers R, Lidwell OM (1978) Isolation patients in hospital to control infections. Br Med J 2: 609, 684, 744, 808, 1978
4. Benenson AS (1970) Control of communicable diseases in man, 11th ed. The American Public Health Association
5. Bösel B, Hartung K (1975) Praktikum des Infektions- und Impfschutzes, 2. Aufl. Verlag Hildegard Hoffmann, Berlin
6. Center for Disease Control. Public Health Service. U. S. Department of Health, Education and Welfare (1975) Isolation techniques for use in hospitals 2 nd ed. Atlanta/Georgia
7. Craig CP, Reifsnyder DN (1975) Infection control manual, 2 nd ed. Infectious diseases section. Department of Medicine. University of South Florida
8. Daschner F (1980) Infektionskontrolle in Klinik und Praxis. Antibiotika – Krankenhaushygiene. Verlag Gerhard Witzstock, Baden-Baden, Köln, New York
9. Deutsches Seuchengesetz, Stand März (1979). Verlag R. S. Schulz, Percha am Starnberger See, Kempfenhausen am Starnberger See
10. Großgebauer K, Langmaack H, Kerner H, Trost U (1977) Krankenhausinfektionen. Erkennung, Verhütung und Bekämpfung. Klinische Synopse. Universitätsklinikum Steglitz, Berlin
11. Vogler P, Hassenpflug G (1962) Handbuch für den neuen Krankenhausbau, 2. Aufl. Urban & Schwarzenberg, München

7. Hausreinigung

Ein Krankenhaus muß nicht notwendigerweise nach Desinfektionsmittel riechen, sollte aber vor Sauberkeit „blitzen".
Die Erfahrung hat gezeigt, daß Krankenhäuser, die optisch einen unsauberen Eindruck machen, auch auf anderen Gebieten der Krankenhaushygiene zu wünschen übrig lassen.
Die Häufigkeit der Hausreinigung hängt nicht nur vom Dienstplan des Putzpersonals oder Reinigungsunternehmens ab, sondern vor allem davon, ob der zu reinigende Bereich so sauber ist, wie es den Bedürfnissen von Pflegepersonal und Patienten entspricht. Eine Intensivpflegestation muß z. B. viel häufiger gereinigt werden als eine Allgemeinstation oder Verwaltungsräume.
Auf den Zusatz von Desinfektionsmitteln zu jedem Putzwasser (routinemäßige Fußbodendesinfektion) kann verzichtet werden. Wenn jedoch Desinfektionsmittel zum Putzwasser zugesetzt werden muß, ist auf eine exakte Konzentration des Desinfektionsmittels zu achten (keine Schußmethode). Desinfektionsmittel-Wandspender, die nicht den Richtlinien des Bundesgesundheitsamtes entsprechen, und vor allem solche Geräte, die keine Zumischung von warmem Wasser ermöglichen, sollten aus der Klinik entfernt werden.
Geputzt wird mit warmem Wasser und ausreichender Menge von Reinigungsmitteln. Bei der Mischung von Reinigungs- und Desinfektionsmitteln ist darauf zu achten, ob sich die verwendeten Mittel in ihrer Wirkung nicht gegenseitig abschwächen, entsprechende Gutachten der Herstellerfirma sind einzuholen.
In der Klinik werden im wesentlichen 2 Putzsysteme angewandt.

7.1. Zwei-Eimer-System

Beim Doppelfahreimer mit Presse und Naßwischmop sind Wischwasser und Auswaschwasser voneinander getrennt. Das Wischwasser, dem die reinigungsaktiven Pflegemittel zugesetzt sind, bleibt relativ sauber, da der verschmutzte Mop über dem zweiten Eimer, der das Schmutzwasser auffängt, ausgepreßt wird.
In den Intensivpflegestationen und anderen Stationen mit hoher Verschmutzungs- und Kontaminationsrate (z. B. Verbrennungseinheiten) soll für jedes Zimmer bzw. jede Box ein frisch gewaschener Mop und frisches Wasser zum Reinigen der Fußböden verwendet werden. Die Häufigkeit des Wechsels von Mops, Putzlappen, Reinigungstücher usw. hängt vom jeweiligen Verschmutzungsgrad ab. Im Idealfall werden für jedes Zimmer frische Mops und Putzlappen verwendet.
Mops, Putzlappen und Reinigungstücher werden nach Gebrauch in speziellen Behältern (z. B. Plastikbeutel) entsorgt und täglich im Kochwaschgang gewaschen. Sie können anschließend noch feucht auf die Station transportiert werden. Eine Trocknung benutzter Putzlappen zur Wiederverwendung für den nächsten Tag ist nicht zulässig.
Ist der Boden mit Urin, Stuhl, Sputum oder anderen Sekreten oder Exkreten kontaminiert, muß die Verunreinigung sofort mit Einmalhandschuhen und Papiertüchern, die mit Desinfektionsmitteln getränkt sind, entfernt werden. Werden Textiltücher verwendet, kommen diese anschließend in die infektiöse Wäsche.

7.2. Wischverfahren mit automatischer Reinigungs- bzw. Desinfektionsmittelzugabe und Einmaltüchern

Auf dem Markt werden verschiedene Verfahren angeboten. Es empfiehlt sich, vor Einführung dieser Verfahren ausgedehnte Teste in der jeweiligen Klinik und vor allem Kosten-Nutzen-Analysen durchzuführen. Durch die Verwendung von Einmaltüchern wird die Wäscherei entlastet und die Möglichkeit von Kreuzkontaminationen, z. B. auf Intensivpflegestationen, Infektionsstationen usw. verringert.

Merke:
Kehren ist in Kliniken verboten, feucht Moppen und Blockern erlaubt.

Je sauberer eine Klinik ist, um so angenehmer ist das Klima für Patienten und Personal, um so unangenehmer dagegen für Bakterien. Sauberkeit bedeutet nicht immer gleichzeitig auch Desinfektion. Ein Waschbecken kann auch mit Scheuerpulver allein hygienisch einwandfrei gereinigt werden.
Eine routinemäßige Desinfektion von *Gullys* und *Waschbeckenabflüssen* ist unnötig und sinnlos.

8. Sachverzeichnis

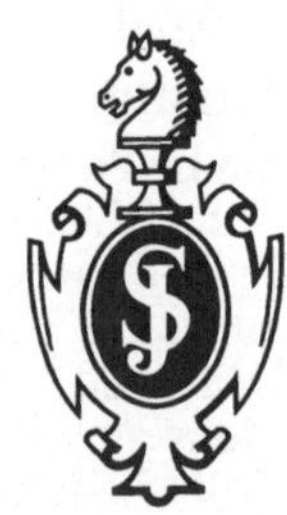